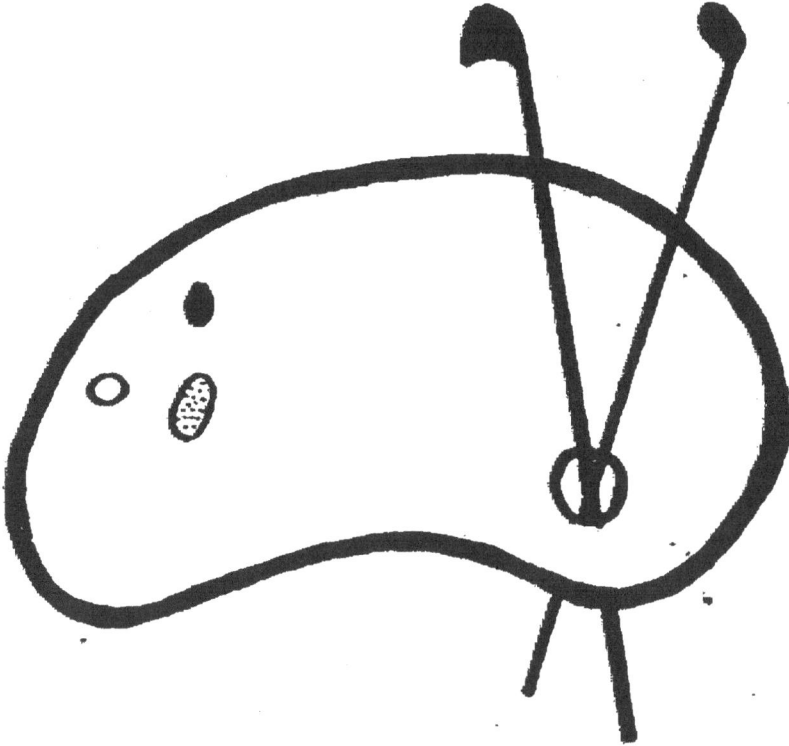

DEBUT D'UNE SERIE DE DOCUMENTS
EN COULEUR

DÉPARTEMENT DE L'YONNE

Asile Public d'Aliénés d'Auxerre

RAPPORT

SUR LES

ENFANTS ANORMAUX

Présenté à M. le Préfet

PAR

le Docteur WAHL

MÉDECIN ADJOINT

*Ancien interne des Asiles de la Seine et de l'Infirmerie spéciale
de la Préfecture de Police*
Membre correspondant de la Société Médico-Psychologique

**OUVRAGE HONORÉ D'UN TÉMOIGNAGE OFFICIEL DE SATISFACTION
de M. le Ministre de l'Intérieur**

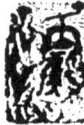

AUXERRE
IMPRIMERIE ALBERT LANIER
43, RUE DE PARIS, 43
—
1905

t

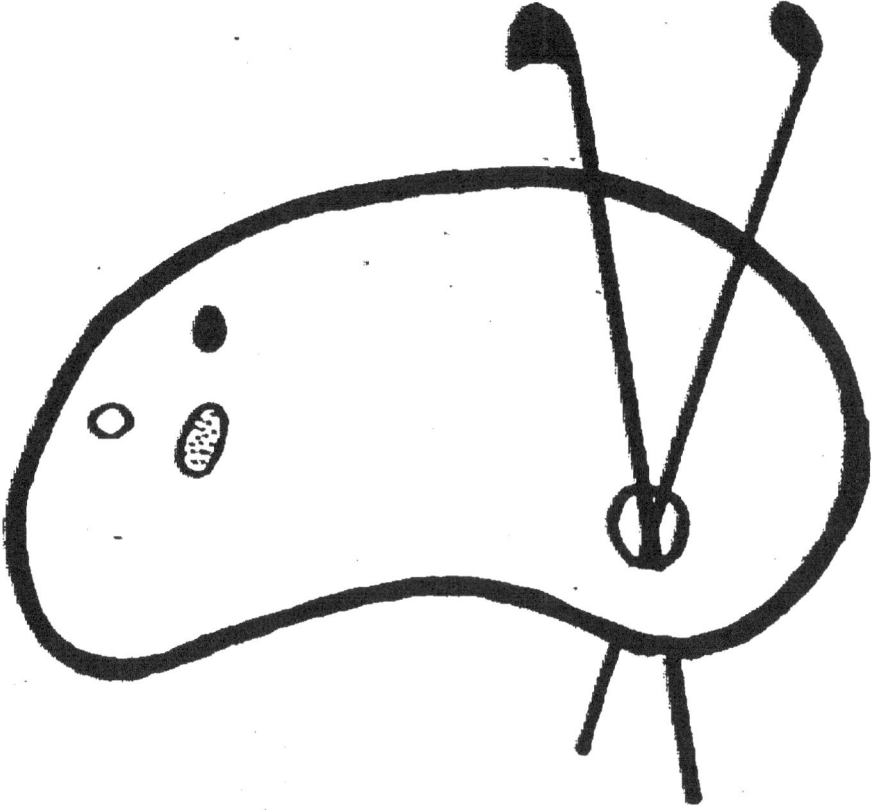

FIN D'UNE SERIE DE DOCUMENTS
EN COULEUR

RAPPORT

SUR LES

ENFANTS ANORMAUX

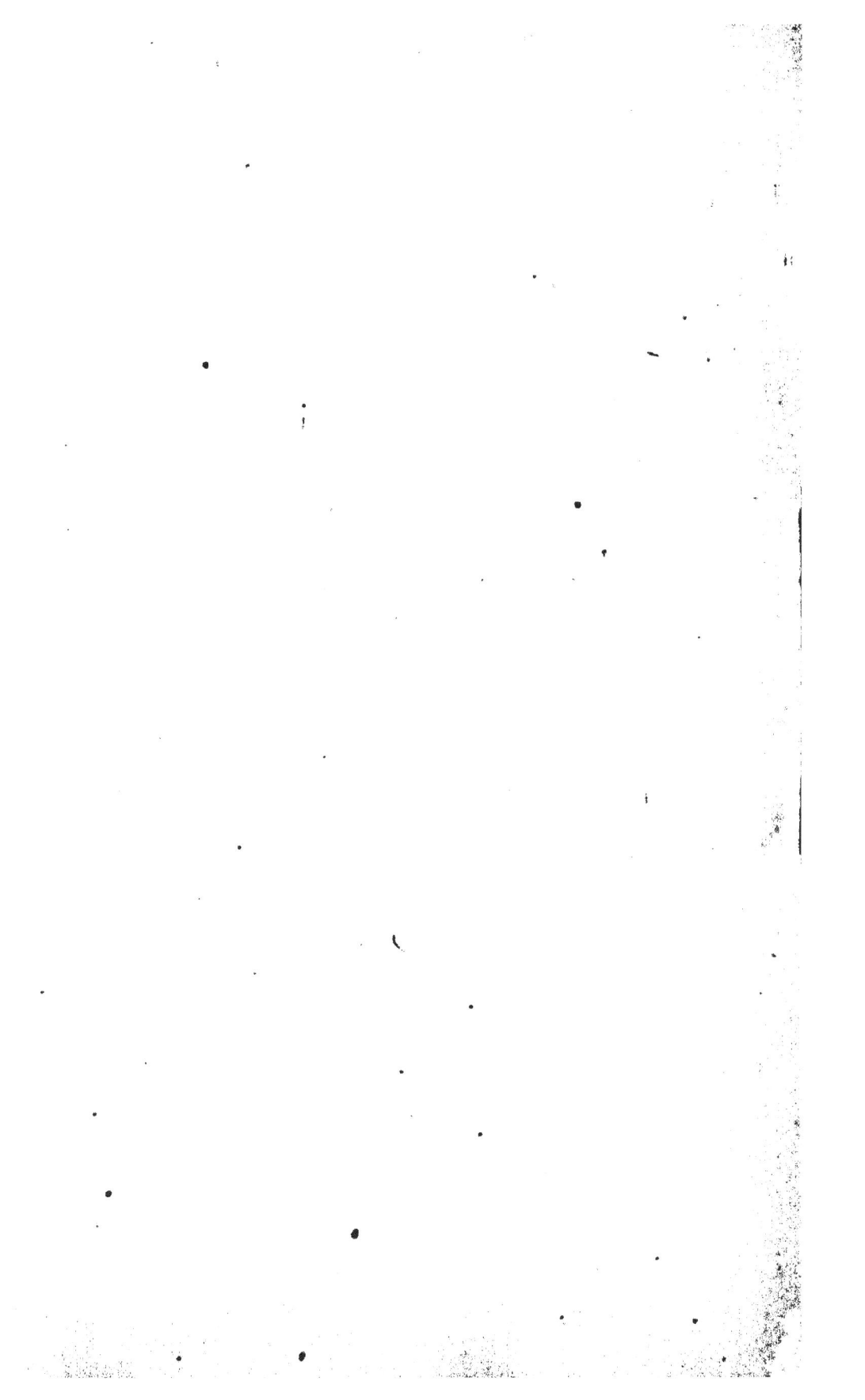

DÉPARTEMENT DE L'YONNE

Asile Public d'Aliénés d'Auxerre

RAPPORT

SUR LES

ENFANTS ANORMAUX

Présenté à M. le Préfet

PAR

le Docteur WAHL

MÉDECIN ADJOINT

*Ancien interne des Asiles de la Seine et de l'Infirmerie spéciale
de la Préfecture de Police*
Membre correspondant de la Société Médico-Psychologique

**OUVRAGE HONORÉ D'UN TÉMOIGNAGE OFFICIEL DE SATISFACTION
de M. le Ministre de l'Intérieur**

AUXERRE
IMPRIMERIE ALBERT LANIER
43, RUE DE PARIS, 43
—
1905

MONSIEUR LE PRÉFET,

Au début de ce long travail que vous avez bien voulu me confier sur la proposition de M. l'Inspecteur départemental de l'Assistance publique, veuillez me permettre de vous exprimer toute ma gratitude pour la confiance que vous avez bien voulu me témoigner en me chargeant de la mission d'étudier ce que doit être un établissement pour enfants anormaux, quel en est le but, l'utilité et le fonctionnement.

Permettez-moi aussi, Monsieur le Préfet, d'exprimer toute ma reconnaissance envers ceux qui m'ont initié à cette difficile science de la psychopathologie de l'enfance et à ceux qui m'ont aidé dans la rédaction de ce travail par leurs conseils, à MM. les docteurs Paul Garnier et Legras qui m'ont permis d'acquérir auprès d'eux l'habitude du diagnostic précis des formes d'aliénation ; à M. le docteur Bourneville qui, à différentes époques, a mis à ma disposition sa riche collection d'observations ; à M. Albanel, juge d'instruction au Tribunal de la Seine et à ses collaborateurs du *Patronage familial* qui m'ont mis en contact avec les difficultés de la pratique ; à M. le docteur Vallon, à qui je dois tant ; à mon excellent ami le docteur Antheaume, à mes collègues Jacquin, Manheimer et Vernet ; à M. Honnorat, chef de division à la Préfecture de police ; à M. Pelletier, chef du service des aliénés à la Préfecture de la Seine ; à M. Dürlin, directeur du dépôt ; à M. Sourdy, chef de division à la Préfecture de l'Yonne, près desquels j'ai toujours trouvé avec tant d'amabilité, les renseignements qui m'ont été nécessaires pour mener à bien le travail que je vous présente aujourd'hui.

I

Le problème de l'éducation des arriérés tel qu'il se pose à la suite du vote du Conseil général de l'Yonne comprend, Monsieur le Préfet, toute une série de questions à résoudre tant dans l'ordre médical que dans l'ordre administratif et légal : les deux points de vue sont tellement connexes que, bien malgré moi, j'ai été obligé de faire quelques incursions dans le domaine de la législation et de l'organisation.

Après avoir rappelé les premières écoles d'arriérés créées en France et à l'Étranger, je décrirai dans une première partie les différents groupes de dégénérés dont j'aurai tout d'abord donné la définition, ensuite, je montrerai pourquoi il faut les hospitaliser et les instruire : dans le but de diminuer les frais que nécessitent ces enfants devenus adultes tant par leur séjour dans les asiles d'aliénés que par leurs nombreuses condamnations ; l'éducation est pour eux la meilleure prophylaxie du crime, de la folie et de la misère, je montrerai aussi combien nombreux ils sont actuellement dans les prisons aussi bien que dans les asiles et quelles sont les causes que l'on peut assigner à cette infirmité.

Puis je décrirai la législation et les établissements destinés à les recevoir à l'étranger.

J'indiquerai, chemin faisant, ce que doit être un asile-école des dégénérés, ce qu'on doit y enseigner et d'une façon succincte quelles méthodes doivent y être employées. Enfin, je signalerai au cours de mon travail les analogies que présentent les sujets que l'on désigne sous le nom d'anormaux avec ceux qui sont justiciables de l'école de réforme dont le Conseil général de de l'Yonne a songé à étudier la création pour les pupilles indisciplinés de l'Assistance publique.

Enfin dans une dernière partie je passerai en revue les différentes solutions qu'on peut proposer en vue de l'hospitalisation de ces sujets : utilisation de l'asile d'aliénés tel qu'il est ou après adaptation à ce but d'un quartier spécial, création d'un établissement départemental, inter-départemental ou placement des enfants dans un établissement déjà existant.

CHAPITRE PREMIER

Définition

Les enfants anormaux sont tous ceux qui ne peuvent vivre de la vie de tous, suivre les cours ordinaires des écoles, apprendre l'exercice d'un métier et réagir au milieu social comme la majorité des enfants de leur âge et de leur condition. Telle est la formule qui me semble la plus exacte et la plus générale. Mais nous n'avons point à envisager le problème de l'éducation pour toutes les catégories qui entrent dans cette définition. Depuis longtemps, certains de ces enfants ont attiré l'attention et la compassion des pouvoirs publics. Les aveugles depuis l'immortel Valentin Haüy, les sourds-muets depuis l'abbé de l'Épée et Pereire sont reçus dans des écoles spéciales. La munificence de l'État a créé pour eux des établissements modèles à Paris, à Bordeaux et à Chambéry. Les départements ont imité cet exemple, et l'école Braille entretenue par celui de la Seine est connue dans le monde entier. Depuis longtemps déjà, la générosité du Conseil général de l'Yonne permet aux enfants pauvres atteints de l'une ou de l'autre de ces terribles infirmités de recevoir une éducation appropriée. Mais il n'en est pas de même des faibles d'esprits et de corps qui, sans être aveugles ou sourds ont la vue ou l'ouïe d'une acuité trop faible pour suivre le cours des écoles ordinaires. Il est, en effet impossible, si éloigné qu'on soit de la doctrine sensualiste que la faiblesse de l'un ou l'autre de nos sens, lorsqu'elle dépasse un certain degré, ne retentisse pas sur l'ensemble de l'intelligence.

L'immense majorité des sujets dont nous avons à nous occuper appartiennent à la catégorie des faibles d'esprit. Boyer les désigne tous sous le nom générique d'idiots quelque soit le degré d'arriération auquel ils se sont arrêtés, aussi bien l'idiot complet, que l'enfant qui ne présente qu'une légère différence avec l'enfant normal. Cette désignation ne nous suffit pas malgré la compétence toute spéciale de l'éminent écrivain qui l'a proposé. Il semble difficile de confondre sous la même dénomination l'enfant qui ne peut arriver à manger seul et celui qui ne présente que quelques troubles psychiques qui lui permettront après un redressement moral de reprendre sa place dans le monde et d'y tenir une place qui peut même quelquefois être brillante. Nous ne saurions admettre, d'accord en cela avec notre Maître, le docteur Legras, le nom d'idiotie morale autrement que comme une métaphore inspirée par l'analogie, et nous nous refusons à y voir une réalité clinique superposable à l'idiotie de la sphère intellectuelle. Pour nous, comme pour notre très distingué prédécesseur le docteur Cullerre, ils sont sur les frontières de la folie, mais nous ne saurions les considérer comme de véritables aliénés. Nous reviendrons ultérieurement sur ce point.

Pour les désigner, la plupart des aliénistes français, suivant en cela les leçons de Morel et de M. Magnan, emploient l'expression de dégénérés. Que ce soit à la suite de maladies aiguës de la première ou de la deuxième enfance, que ce soit, comme il est plus fréquent, à la suite de lésions congénitales dues à l'hérédité ils sont, suivant l'expression classique, en voie de régression ; ils sont moins aptes à la vie que leurs ascendants. Tantôt, ils sont complètement inintelligents, ce sont les idiots proprement dits, tantôt, ils ont encore quelques facultés plus ou moins heureusement développées, on les désigne alors sous le nom d'imbéciles, de faibles d'esprit ; d'autres fois l'intelligence est intacte, mais ce sont des bizarres, des excentriques, des *mattoïdes*, comme dit Lombroso, parfois c'est le sens moral seul qui est atteint. On désigne cet état particulier sous divers noms : moral insanity (auteurs anglais), folie lucide (Trélat), folie des actes : ces états se rapprochent, sans leur être absolument identiques, de celui que Lombroso désigne sous le nom de criminalité native.

L'expression de dégénérés imprime une notion doctrinale. C'est pourquoi certains auteurs se refusent à l'admettre et que beaucoup, entr'autres le docteur Arnaud (de Vanves) suivant les leçons de notre Maître, le docteur Vallon, les désigne simplement sous le nom de prédisposés, qui ne préjuge rien au point de vue théorique.

Dans ce groupe immense de dégénérés, certains, sans être atteints de la folie proprement dite, ont un état morbide caractérisé. Ce sont, dans une première série, les convulsifs (hystériques et épileptiques). L'hystérie convulsive est rare avant la puberté, mais au contraire l'épilepsie est des plus fréquentes, et les malades atteints de cette terrible affection ne sont pas un des moindres embarras des administrations hospitalières ainsi que l'a montré il y a peu de temps notre collègue Vernet.

Un autre groupe très homogène est formé par les crétins, mais nous n'avons point à nous en occuper dans ce travail, car aucune localité goitrigène n'existe dans le département de l'Yonne ; ce fait est acquis à la science, Monsieur le Préfet, depuis les travaux exécutés à l'asile d'Auxerre par Girard de Cailleux sous la haute direction de l'inspecteur général Parchappe.

Une troisième catégorie comprend les enfants qui sont atteints d'infirmités ou d'affections chroniques du système nerveux ; paralysies, chorées, etc., et ceux qui sans être aveugles ou sourds-muets ont la vue ou l'ouïe trop faible pour vivre de la vie commune. Ces divers groupes ne peuvent suivre le cours des écoles ordinaires et ont tous l'intelligence plus ou moins altérée. Telle est cette jeune pupille de l'Yonne dont tout dernièrement M. l'Inspecteur départemental de l'Assistance publique provoquait le placement à l'Asile des aliénés et que la faiblesse de sa vue empêchait de rester dans les familles et même dans les hospices ordinaires ; on ne put d'ailleurs la considérer comme aliénée car elle ne présentait aucun trouble délirant et n'était pas suffisamment dénuée d'intelligence pour qu'on pût déclarer qu'elle était idiote. On peut affirmer que l'infériorité des organes des sens, lorsqu'elle atteint un certain degré, est incompatible avec une intelligence normale. C'est la gloire de la philosophie sensualiste, quelqu'aient pu être ses écarts et ses exagérations de montrer (Condillac) que l'intégrité des perceptions sensorielles est indispensable au développement des facultés les plus élevées de l'esprit.

On devra aussi admettre dans les écoles d'anormaux les infirmes qu'on ne peut recevoir dans les écoles publiques parce qu'ils sont exposés aux railleries et aux brutalités des autres enfants, parce que, grands déjà, ils sont dans la classe des petits et surtout parce qu'ils peuvent devenir pour le maître une source de graves ennuis à cause des responsabilités résultant pour ce dernier de l'art. 1384 du Code civil ; ce ne sont pas des anormaux de l'intelligence, mais puisqu'ils ne peuvent recevoir ailleurs l'instruction qui leur est due, on doit les accepter dans l'école spéciale des dégénérés.

CHAPITRE II

Histo i ue

C'est avec un douloureux e rement de cœur que j'écris ce chapitre, car il montrera, comme ce n'est hélas que trop fréquent : que ce sont des français qui ont été les initiateurs de réformes utiles, mais que c'est à l'étranger qu'on a tiré les profits de leurs découvertes. Partout, hors de France, comme nous le montrerons un peu plus loin, la question de l'éducation des anormaux est plus avancée que chez nous.

Et cependant, dès le commencement du dix-neuvième siècle, Itard, médecin de l'Institution des sourds-muets montrait que l'éducation d'un idiot des plus inférieurs était possible. Quelqu'ait pu être, en effet, sa première opinion, il dut avouer plus tard que son contradicteur Pinel était dans le vrai et que le Sauvage de l'Aveyron, capturé en 1798, était atteint d' « idiotisme » très prononcé et ne devait pas simplement la faiblesse de son intelligence à l'isolement dans lequel il avait vécu. Bien qu'inachevée, cette éducation fut le point de départ de tous les travaux ultérieurs.

Quelques années plus tard, Esquirol introduisit, dans son service de la Salpêtrière, un premier essai d'éducation des jeunes idiotes et arriérées dont il avait la direction. Son interne, Belhomme, soutint en 1824 une thèse sur ce sujet, montra et le but à atteindre et les quelques résultats déjà obtenus.

Dès 1828, l'immortel Ferrus à Bicêtre, et trois ans plus tard, Félix Voisin, à la Salpêtrière, introduisirent d'une façon régulière l'enseignement dans le traitement de l'idiotie. L'école de la Salpêtrière, plus florissante et mieux installée que celle de Bicêtre, acquit bientôt une grande réputation et fut l'une des parties les plus intéressantes de cet établissement que Charcot appelait : « Un vaste emporium des misères humaines ». En 1843, Belhomme réclama sur un ton très aigre la priorité de cette création, mais il y avait très loin des efforts généreux d'Esquirol et de son interne à la magnifique fondation de Félix Voisin.

En 1838, un instituteur alors inconnu, Seguin, qu'Itard et Esquirol avaient chargé de l'éducation d'un jeune idiot, publia un opuscule intitulé : « *Résumé de ce que nous avons fait pendant quatorze mois, par Esquirol et Seguin* ». Cette œuvre est la première que le distingué éducateur fit paraître sur la pédagogie des idiots. Esprit très ouvert, mais très orgueilleux, jaloux de son indépendance, Seguin avait déjà, dans ce premier travail, négligé de citer Itard, comme plus tard, il oublia son maître Esquirol.

Pédagogue de premier ordre, mais ignorant la philosophie, Seguin est supérieur à tous comme praticien, mais il est d'une faiblesse désespérante dans la théorie. Après avoir publié en 1841 un Traité théorique et pratique de l'éducation des idiots, il fut chargé en 1842 de la direction d'une école spéciale à l'hospice de Bicêtre. Son caractère le fit détester de tous dans la maison et dès 1843, il quittait l'administration et fondait, rue Pigalle, un établissement privé pour l'éducation des arriérés. En 1846, il fit paraître son ouvrage le plus important intitulé : « *Traitement moral, hygiène et éducation des idiots et des autres arriérés* ». En 1850. Seguin, qui n'avait eu que des déboires en France, passa en Amérique, où il perfectionna sa méthode.

Falret père et Leuret imitèrent leurs collègues Voisin et Ferrus ; après eux, Delascauve et Voisin continuèrent cette noble tradition. Cependant ce n'est que de nos jours que les écoles de Bicêtre et de la Salpêtrière ont acquis une importance considérable.

Lorsque M. Bourneville prit possession du service en 1880, les enfants étaient relégués dans des bâtiments lézardés, insuffisants et sombres. Grâce à son zèle infatigable, grâce à l'appui qu'il sût acquérir au sein du Conseil Municipal de Paris et du Conseil Général de la Seine, il put transformer totalement les locaux et aujourd'hui son service sert de modèle à tous les établissements similaires de l'étranger : c'est là que le professeur Morselli et bien d'autres commencèrent à s'intéresser à la question des enfants arriérés. Les résultats obtenus sont à la hauteur des efforts faits et bien des malheureux qui sans cela gâteraient aujourd'hui au fond des asiles peuvent se suffire par leur travail et vivre de la vie commune.

Moins brillante d'aspect, moins richement dotée, l'École de la Salpêtrière n'est pas moins heureuse dans ses résultats. Le docteur Jules Voisin y continue avec éclat la tradition de ses ancêtres. En pénétrant dans cette école, qui ne songe à la digne femme qui la dirigea pendant près d'un demi-siècle ? Mademoiselle Nicolle que tant de générations ont connue et qui prodigua si longtemps les trésors de son cœur à cette œuvre ingrate. La croix de la Légion d'honneur récompensa cette vie exemplaire, et montra à tous que la charité la plus pure et la plus désintéressée peut se rencontrer dans le personnel laïc de nos hôpitaux, aussi bien que sous le froc.

Citons aussi Vallée, ancien instituteur de Bicêtre, qui, après avoir longtemps appartenu à l'Administration, fonda un établissement privé qui, aujourd'hui, est devenu la propriété du département de la Seine. C'est là qu'est installée la division des filles annexée au service du docteur Bourneville, et ce n'est pas la partie la moins intéressante de l'asile de Bicêtre.

En 1873, le Conseil Général de la Seine décida la fondation d'un second service réservé aux enfants arriérés de diverses catégories que nous étudierons plus loin.

Ce service fut placé dans une dépendance de l'asile d'aliénés de Vaucluse, sous la direction du médecin-adjoint de la maison; on n'y admettait point de gâteux. Ouvert en 1876, il est devenu autonome, et est dirigé actuellement par un aliéniste extrêmement distingué, le docteur Blin, qui a succédé aux docteurs Kéraval et Legrain. La méthode de dressage qu'on emploie est identique à celle employée à Bicêtre et les résultats y sont comparables en tous points à ceux obtenus par Bourneville. La disposition topographique est plus avantageuse qu'à l'hospice de la vieillesse ; les pavillons d'arriérés sont entièrement séparés et situés à une distance considérable des quartiers d'aliénés et, ce n'est que par les services généraux que la Colonie se trouve rattachée à l'Asile.

On a supprimé en 1898 et avec raison le quartier spécial d'enfants (filles) qui était enclavé dans le service du docteur Marcel Brifaud à Villejuif. La disposition du quartier était désavantageuse, car il était trop voisin des parties occupées dans l'Asile par les adultes.

A Clermont (Oise) et à Bordeaux (Gironde) on a incorporé aux Asiles des locaux particuliers réservés aux enfants idiots et arriérés, munis de tout ce qui est nécessaire pour l'enseignement médico-psychologique ; mais il sont encore très récents ou peu importants.

Signalons, dans la même catégorie, le pavillon qui a été aménagé d'après vos ordres, Monsieur le Préfet, par le docteur Journiac à la colonie du Verger et dans lequel on hospitalise une douzaine d'enfants arriérés, idiots, ou épileptiques. C'est une modification des plus heureuses qui a été introduite dans l'organisation du service des aliénés de l'Yonne. Mais nous aurons à examiner si ce pavillon qui est actuellement au complet, peut servir d'amorce pour la création d'un service plus important, et je vous exposerai, Monsieur le Préfet, les raisons qui, selon moi, empêchent cette solution d'être réalisable. Je n'ai pas qualité pour engager l'Administration de l'Asile et je n'entends exprimer qu'un avis personnel, mais suffisamment motivé pour justifier la confiance que vous avez bien voulu me témoigner.

Quelques ordres religieux ont fondé des garderies d'idiots des deux sexes, mais dans lesquelles il n'existe aucun enseignement, aucun traitement médico-pédagogique. Tels sont les établissements des religieuses franciscaines à Royat (Puy-de-Dôme) et à Aronas (Jura).

Plus important et plus intéressant est l'établissement d'épileptiques que l'Ordre des filles de la Charité a fondé dans le département de l'Ardèche pour mettre à profit un don qu'un riche testateur avait fait et que le Conseil Général, craignant les charges qui en résultaient, avait cru devoir refuser. Or, les religieuses ont jusqu'à présent réalisé d'importants bénéfices, dont une administration plus prévoyante aurait pu faire bénéficier le département. Ces événements se passaient sous l'Empire, mais ils montrent, après bien d'autres, que la collectivité ne doit pas laisser à des particuliers la fondation des œuvres charitables dont ils retirent à la fois le bénéfice moral et les avantages matériels.

Pour les arriérés des classes riches, on a fondé des institutions très remarquablement installées et qui font le plus grand honneur à leurs organisateurs. Citons l'Institut de Vitry, dirigé par M. Bourneville et celui du docteur Langlois, à Eaubonne (Seine-et-Oise).

L'exemple donné par la France a été suivi par l'étranger quelques années plus tard. La Suisse a été la première en date à importer chez elle cet enseignement ou plutôt à le modifier en vue d'une catégorie spéciale d'arriérés. Sur les deux versants des Alpes, aussi bien en France qu'en Suisse et en Italie, existent une foule de crétins dans toutes les vallées profondes de la région. Ces malheureux attirèrent l'attention et la pitié de tous ceux qui les approchaient, et, dès 1842, Gugenbuhl fonda à Abendberg, près d'Interlaken, une école pour idiots crétineux.

A la même époque, en Allemagne, Sœgert ouvrit un établissement modèle à Berlin (1842). Peu après, Kerling en ouvrait un autre à Leipsig. Depuis lors, bien d'autres ont suivi leur exemple, et, aujourd'hui, l'Allemagne nous a devancé de beaucoup dans l'organisation des écoles d'arriérés. Nous les étudierons plus loin.

En 1846, également, l'anglais White créa un institut à Bath, et deux ans après, Plumbe et le docteur Reid suivirent son exemple en ouvrant l'établissement de Park-House, à Heghgale, près Londres. Cette maison est aujourd'hui celle de Earlswood, la mieux installée de la Grande-Bretagne. Nous étudierons, dans un autre chapitre de ce travail, l'organisation actuelle de ce mode d'assistance chez nos voisins d'Outre-Manche.

L'Ecosse, en 1863, l'Irlande, en 1870, firent de même ; enfin signalons la Norvège comme très richement pourvue de moyens d'assister les arriérés.

Ce n'est qu'en 1888 que l'Italie entra dans la voie du progrès, grâce aux professeurs Morselli et A. Gonelli.

Pour nous résumer, nous dirons que la France, après avoir créé de toutes pièces une invention admirable, a été imitée par les étrangers, mais que, par négligence, elle s'est bientôt laissé dépasser par eux, et qu'aujourd'hui elle a beaucoup à faire pour regagner le rang qu'elle a perdu et qu'elle doit s'inspirer beaucoup de ce qui se passe par delà ses frontières, pour reprendre une place qu'elle n'aurait jamais dû abandonner ! Ce n'est point, hélas ! que dans la question des enfants anormaux qu'il doit en être ainsi.

CHAPITRE III

Pourquoi les pouvoirs publics doivent-ils s'occuper des anormaux ?

Dans l'antiquité, il n'existait aucune institution qui rappelât de près ou de loin notre assistance publique. Les Grecs et les Romains tombés dans la misère et dans la maladie étaient secourus par les âmes charitables, s'ils étaient libres ; ils étaient le plus souvent abandonnés à leurs malheureux sort, s'ils étaient esclaves.

Tous les maîtres n'étaient certes pas aussi durs que Caton, mais bien rares étaient ceux qui gardaient à leur charge un esclave incapable de tout travail. Tout le monde connaît la façon barbare dont Sparte se débarrassait depuis Lycurgue de ses enfants infirmes.

Théoriquement la loi mosaïque avait par de nombreuses prescriptions assuré des ressources pour les pauvres, mais on peut dire qu'elle n'a jamais été suivie.

Au moyen-âge non plus, point d'assistance publique, des établissements congréganistes que des particuliers, par amour de Dieu ou par crainte du Diable avaient fondé plus ou moins richement de leur vivant ou après leur mort. Rappelons, les scandales des Enfants Rouges et l'organisation meilleure au moins en théorie de l'hôpital de la Trinité.

Mentionnons les luttes épiques que le pouvoir royal eut à

soutenir contre l'Hôtel-Dieu lorsque l'autorité publique jugea bon de contrôler et de ramener l'ordre dans cette maison (1505-1789) (Rousselet).

Cette intervention de la royauté dans l'administration hospitalière montre qu'à partir du XVIe siècle une évolution profonde s'était accomplie dans les mœurs publiques. Tant que l'idéal avait été la charité, l'aumône, il n'appartenait qu'aux particuliers et aux églises des différents cultes de chercher à gagner les bonnes grâces de la Divinité en accomplissant à la lettre les préceptes des livres saints. Mais peu à peu, à l'idée d'aumône se substitua l'idée de préservation sociale. On s'aperçut que ceux qui ne pouvaient trouver dans un travail justement rémunéré des ressources suffisantes pour vivre faisaient courir un danger immense à l'ordre social : dès lors, l'autorité intervint pour assurer la subsistance des « bons pauvres » et pour punir les paresseux, les incorrigibles, les débauchés. Telle fut la pensée qui présida à la fin du XVIIe siècle à la création de l'hôpital général de Paris, bientôt imitée par toutes les villes.

Peu à peu les administrateurs et les médecins des œuvres créées sur ce modèle constataient que beaucoup de ceux qui deviennent des vagabonds, des voleurs et quelquefois pis encore sont souvent plus à plaindre qu'à blâmer et qu'ils sont victimes de circonstances qu'ils n'ont pas créées. C'est pourquoi, sans quitter votre Département, Monsieur le Préfet, vous pouvez remarquer que l'ancien dépôt de mendicité, sorte de prison très sévère établie par le législateur de 1808, est devenu de nos jours une maison de retraite à réglementation très douce.

C'est pour la même raison que successivement l'administration à vu mettre sous sa tutelle les enfants trouvés, les enfants abandonnés, les orphelins dont nul ne prenait soin et plus récemment les enfants qui ne pouvaient trouver chez leurs parents que les pires exemples. C'est également d'après les mêmes considérations que au lieu de chercher à punir l'enfant dans de sombres géoles dans lesquelles l'admission seule est une tare indélébile et où se forment les pires criminels on a établi des écoles de réforme.

« Mieux vaut prévenir que punir » c'est un vieil adage qui reste toujours vrai et c'est pourquoi si la Société veut diminuer ses charges, elle à tout intérêt à hospitaliser et à instruire dès leur jeune âge les déshérités de l'intelligence aussi bien que les infirmes du corps ; il faut leur apprendre à pourvoir à leur propre existence par un travail honnête et rémunérateur, ou tout au moins, si pour beaucoup on ne peut espérer arriver à ce but, leur enseigner un travail tel que la Société qui sera obligée de les hospitaliser toute leur vie, soit exonérée d'une partie des frais qu'elle fera par les services qu'ils rendront à l'établissement qui les recueillera. En somme, en leur apprenant à se rendre utiles, c'est une sorte d'avance, de prime d'assurance que la Société fait, mais dont elle se rembourse ensuite ; une telle dépense est donc loin d'être une charge pour le budget, c'est un acte de prévoyance sociale qui a pour but d'atténuer pour l'avenir les non-valeurs sociales. Nous ne savons que trop ce que coûte aux finances publiques l'entretien des aliénés, des prisonniers, des incurables de tous genres, sans compter les dangers qu'ils font courir à la société tout entière.

Bien des cas de folie seraient évités si les jeunes prédisposés avaient reçu dans leur enfance une éducation qui les mît à l'abri de certaines excitations, les retirât d'un milieu où ils servent de risée à certains individus ; loin de les redresser d'autres encore les endorment au contraire dans leurs idées absurdes. En voici des exemples :

Albert A... de V.... (Yonne) est resté orphelin de bonne heure. Le récit très entortillé qu'on nous a fait de la mort de son père nous autorise à croire qu'il s'est suicidé. C'était d'ailleurs un ivrogne invétéré. La mère, restée veuve, s'est placée à Paris gouvernante chez un prêtre et le jeune Albert a été élevé chez ses grands-parents à V.... . Là, il a été choyé d'une façon excessive, il faisait toutes ses volontés, il a suivi avec assez de succès les cours de l'École de la commune et a obtenu son certificat d'études à 13 ans. Depuis lors il ne s'est jamais livré à aucune occupation régulière : il a dévoré toute la bibliothèque communale, s'est cru un grand homme, un génie, s'est intéressé d'une façon excessive à la religion qu'il croyait devoir réformer. A 18 ans, il tint un discours aux sapeurs-pompiers de la commune le jour de la fête annuelle. Très tourmenté par l'idée de partir au régiment, il est devenu complètement aliéné quelques jours après le tirage au sort et il est vraisemblable qu'il est maintenant incurable. Il est infiniment probable qu'une éducation rationnelle dans laquelle on l'eut contraint à exercer une profession quelconque qui lui eut inspiré moins de répulsion pour la caserne lui eut évité une folie aujourd'hui incurable.

Ces jours derniers, Monsieur le Préfet, vous ordonniez le placement du jeune V.... de V... qui vient d'être réformé du service militaire à la suite d'une attaque de rhumatismes. C'est un dégénéré très faible d'esprit qui n'a pu suivre les cours de l'école publique « parce que, nous a dit le père, l'instituteur n'aurait jamais eu la patience de lui enseigner quelque chose : à 15 ans il avait l'intelligence d'un enfant de 7 ans ».

Le père, un excellent homme, lui a enseigné à lire, à écrire, et a même essayé de lui faire apprendre sa table de multiplication, mais n'a pu y parvenir.

V..... n'a jamais fait autre chose que de garder quelques bestiaux. Appelé à faire son service militaire il est entré presque immédiatement à l'hôpital pour des rhumatismes et comme nous l'avons dit, il vient d'être réformé. Nous sommes en droit de supposer que le véritable motif de cette mesure est le faible niveau intellectuel du sujet, car le rhumatisme articulaire aigu sans complication n'est pas de nature à empêcher de remplir les devoirs militaires Dès son retour au pays, V.... qui était anémié par la maladie qu'il venait d'avoir, était par cela même très impressionnable : pour s'amuser à ses dépens les jeunes gens de la commune le firent boire et lui persuadèrent qu'il devrait se marier. Depuis lors, il poursuit de ses importunités toutes les jeunes filles du voisinage, s'excite et est devenu très dangereux : il est cer: ~u'une éducation appropriée l'eût rendu plus apte à résister aux suggestions des jeunes étourdis qui l'ont rendu malade.

Dans un ordre d'idées tout voisin, je pourrai citer le jeune D... âgé de 16 ans que sa famille avait soumis à un examen prolongé à l'asile, à la suite de violences qu'il avait exercées sur sa grand'mère qui l'avait élevé avec une tendresse exagérée. On ne put le conserver dans une maison d'aliénés parce qu'il n'était pas fou, mais les anomalies psysiques, les irrégularités de son caractère et les troubles de l'intelligence montrèrent qu'il était un dégénéré capable de tout et qu'une éducation plus rationnelle aurait pu seule l'écarter de la pente fatale sur laquelle il roulait et au fond de laquelle se trouvent la folie ou le déshonneur.

Car si la dégénérescence conduit à l'asile, elle conduit aussi à la prison ; empruntons la citation suivante à M. le Dr Motet, un de nos plus grands aliénistes français : « Ferrus avait proposé dans son livre *des prisonniers, de l'emprisonnement et des prisons*, une classification pour les détenus adultes qui reste excellente pour les jeunes détenus, il admettait trois groupes :

1° Condamnés pervers, énergiques et intelligents qui pèchent soit par organisation, soit par système ;

2° Condamnés vicieux, bornés, abrutis ou passifs qui sont entraînés au mal, non par absence de discernement, mais par indifférence pour la honte comme pour le bien ou par lâcheté, par paresse, pour ainsi dire, et par défaut de résistance aux incitations mauvaises ;

3° Condamnés ineptes ou incapables, à l'intelligence obtuse et dépourvue d'industrie, qui n'ont jamais parfaitement apprécié la portée de leurs actes et qui ont subi pour la plupart différentes condamnations non seulement sans les redouter, mais presque sans les comprendre. » Les mêmes types se retrouvent chez les jeunes détenus parfois complets, parfois moins accusés et par cette seule cause qu'à cette époque de la vie l'évolution du caractère n'est pas encore achevée. Mais là se trouve aussi plus communément que chez l'adulte la prédominance des perversions instinctives.

Que de dégénérés dans ces diverses catégories : c'est ce que nous aurons à montrer plus loin. Et combien d'entre eux, s'ils

2

avaient reçu une éducation en rapport avec leurs facultés intellectuelles auraient été en possession d'un frein contre leurs mauvais instincts ou plus simplement contre leur lâcheté. N'exagérons rien : certes, tous n'eussent pas été ramenés au bien, mais beaucoup l'eussent été. Ils auraient acquis la pratique d'un métier, le goût pour l'exercer et par conséquent les moyens d'existence qui leur auraient évité d'être traduits devant les tribunaux. D'où, par conséquent, diminution de frais pour la collectivité. En outre parmi ceux dont le dressage n'aurait pas réussi, un certain nombre eussent été, après examen d'un médecin aliéniste, reconnus fous, et remis par ses soins au service compétent pour être internes dans un asile et on n'aurait pas la tristesse de faire des statistiques lamentables comme MM. Bourneville et Ritti en ont dressées, où le malheureux inconscient est ou l'auteur, ou la victime, parfois le complice de gredins éhontés.

Que d'idiots et d'imbéciles des deux sexes ont été les auteurs d'incendies, que d'autres ont été violés, brutalisés, employés à des travaux qu'eussent refusé les animaux.

Parmi les emplois bizarres que des individus âpres au gain ont fait exercer par des idiots, qu'il nous soit permis de citer cet adolescent que nous avons vu à l'Infirmerie spéciale du Dépôt que des saltimbanques contraignaient à avaler des souris vivantes et qu'ils présentaient dans les fêtes foraines sous le nom « d'ogre de Ménilmontant, » et aussi ce malheureux enfant hydrocéphale que nous avons naguère connu à l'hôpital des Enfants Malades et que des parents barbares exposaient sous je ne sais quel nom pour quelques sous à la curiosité du public.

Si l'on arrivait à supprimer cette odieuse exploitation de la maladie qu'aucune loi ne saurait atteindre, on aurait, soyez-en convaincu, Monsieur le Préfet, rendu un grand service à la morale publique ; cette exhibition d'infirmes que le cirque Barnum and Bailey a poussée à ses dernières limites ne rappelle que trop la Cour des Miracles. C'est une des hontes de notre société. C'est pour éviter cela, Monsieur le Préfet, que d'accord avec le Conseil général de l'Yonne, vous avez agrandi l'hospice départemental des incurables; c'est pour cela aussi que vous avez rappelé à tous, les lois qui punissent les mendiants qui préfèrent à la vie tranquille de l'hospice, les orgies et le désordre de la liberté. C'est en recueillant toutes les infortunes qu'on aura le droit de se montrer sévère, et qu'on pourra, en ce qui concerne les mauvais sujets qui ne voient dans une infirmité qu'une mine à exploiter, en revenir à l'application rigoureuse des lois répressives de la mendicité et du vagabondage. En hospitalisant tous ces infortunés, on n'augmentera pas, quoi qu'on en dise, les charges publiques, car nos agriculteurs ne savent que trop ce que leur coûtent les chemineaux, les simples d'esprit, les sabouleux et autres parasites de l'ordre social.

Entrés jeunes dans des établissements hospitaliers, les infirmes de l'intelligence seront, les uns, heureusement modifiés, pourront vivre de la vie de tout le monde et cesser d'être une charge pour la société; les autres, trop faibles pour vivre au dehors indemniseront de leur travail la maison qui les recevra; un petit nombre sera formé d'incurables qui seuls seront à la charge de la société; un très petit nombre d'incorrigibles continueront à fréquenter les prisons; on pourra être d'autant plus rigoureux à leur égard qu'ils ne pourront alléguer aucune excuse.

CHAPITRE IV

Les Idiots

Dans le groupe immense des dégénérés, le plus bas degré est occupé par l'idiot, dont il n'est pas possible de donner une définition objective valable (Bourneville). Mais on peut dire que bien rares sont les idiots qui ont à tirer au moins au début quelques profits d'un enseignement psycho-professionnel : ce n'est, dans les cas les plus favorables, qu'après un long, très long dressage que l'idiot mettra des années à acquérir, qu'il saura s'habiller, se déshabiller, marcher, parler, être propre. Pendant ce long stage, il n'a pas besoin d'un instituteur, mais d'un infirmier habitué à dresser ce genre d'infirmes. Ce n'est qu'après qu'il a acquis ces premières notions qu'on peut l'admettre à la petite classe. Le premier degré, qui pour un assez grand nombre d'idiots dure l'existence entière, n'est justiciable que de l'hospice, non de l'école. Et c'est avec beaucoup de raison que le groupe des idiots gâteux n'est pas admis à la colonie de Vaucluse.

L'idiot absolu, comme l'appellent M. Bourneville et M. Sollier, est celui qui est purement réduit à la vie végétative; il n'a pas d'idées, il est privé de la parole, il n'a pas de mouvements volontaires, mais seulement des tics, des cris, des mouvements automatiques.

L'idiot du second degré est avant tout un végétatif, sa vie de relation est des plus bornées, la parole nulle ou monosyllabique ; la marche et la préhension sont possibles (à moins que des infirmités surajoutées ne les empêchent) ; souvent à ce degré l'idiot est tiqueur, onychophage, salace ou plus exactement c'est un masturbateur effréné, mais il est fort possible que cet acte ne soit point pour lui une manifestation de l'instinct sexuel, mais un tic d'un genre particulier. Souvent l'idiot même incomplet est sujet au mericisme. Cet infirme a comme les animaux des amitiés ou des antipathies qu'il est incapable de maîtriser.

Ce qui caractérise l'idiotie proprement dite la distingue de l'imbécillité, ce sont les lésions qu'elle comporte C'est la seule barrière infranchissable qui sépare l'idiot de l'imbécile, qui n'a que ce que nous désignerons dans un prochain chapitre sous le nom de *stigmates de dégénérescence*. Les lésions du cerveau que nous n'avons pas à décrire ici ont été étudiées spécialement par Bourneville en France, Shuttelfort et Fletcher Beach en Angleterre.

« Chez l'idiot à ses divers degrés, dit Sollier, ce qui domine c'est la gloutonnerie, la voracité. Rien ne peut l'égaler et il faut avoir assisté à des repas d'idiots pour s'en rendre compte. Chez ceux du degré le plus inférieur, il est peu de spectacles aussi repoussants que de les voir plonger à pleines mains dans leurs aliments, les promener sur la table, s'en barbouiller la figure, les introduire gloutonnement et les avaler sans se donner le temps, ni la peine de les mâcher... A la vue de leurs aliments, ils sortent de leur apathie, s'excitent légèrement, se précipitent vers le plat en témoignant par toutes sortes de gestes leurs besoins physiques. Ils sont peu sensibles au froid, mais recherchent les poêles pendant l'hiver ; parfois au moment de la saison froide, ils tombent dans une demi-torpeur physique et intellectuelle et ne se réveillent que sous l'influence de la chaleur du printemps. C'est une sorte d'hibernation qui rappelle celle de certains rongeurs. »

En général l'idiot présente des tics et conserve quelques sensations : telles sont celles de la faim et de la soif ; il n'y a que les plus déshérités qui en soient privés. Beaucoup restent gâteux toute leur vie, jamais ils n'arrivent à inhiber par le jeu de leurs cellules cérébrales le centre ano-spinal de leur moëlle et à régler le jeu de leur sphincter anal. L'idiot est insensible à la douleur. C'est peut-être pour cette raison qu'il n'a pas « le sentiment du moi. » (Esquirol).

Les sentiments affectifs existent chez l'idiot le plus élevé ; il reconnaît les personnes qui lui donnent des soins à peu près comme les animaux de nos ménageries reconnaissent leurs gardiens ; au contraire, l'idiot a souvent des répulsions instinctives pour certains visages : c'est évidemment irraisonné, absolument comme certains chiens hurlent quand ils se trouvent en présence de certaines personnes.

L'idiot est un extra-social, a dit M. Sollier; jamais il n'y aura pour lui de place dans la société. Mais il ne s'en rend pas compte, et le sentiment de la haine lui est aussi étranger que celui de l'amitié ou de l'amour. Il n'a pas la mobilité d'esprit, ni la méchanceté de l'imbécile ; le peu qu'on lui apprend est long à se graver dans son cerveau rebelle, mais si on réussit à le lui apprendre, il l'oubliera moins facilement que l'imbécile, qui ne met aucune bonne volonté à s'instruire. Mais il arrive un moment qui, naturellement, est d'autant plus rapproché que l'idiotie est plus profonde, où il devient impossible d'augmenter les connaissances de ce malheureux infirme, où tout progrès est devenu impossible et où on ne peut rien espérer de mieux que de conserver au sujet le peu qu'il a acquis. Mais si, pour une raison quelconque, et souvent même sans raison apparente, il se produit une régression, elle sera très rapide et quelques mois suffiront à l'écroulement du travail de longues années. « Il semble, dit M. Sollier, que ce soit un organisme épuisé qui, après avoir donné le peu de forces dont il est capable, n'a plus qu'à dépérir et à mourir. Tout s'écroule alors en même temps, dans l'espace de six mois à un an. »

Généralement, l'idiot est fort laid avec sa face déformée, son crâne trop petit ou trop gros, sa bouche laissant écouler des flots de salive, ses dents mal implantées, parfois énormes ; le prognatisme de sa mâchoire inférieure, les paralysies, les arrêts

de développement qu'il présente souvent en font un être hideux.
Joignez-y les tics, les mauvaises habitudes, les mouvements
automatiques, auxquels il est sans cesse en proie, et vous com-
prendez facilement, Monsieur le Préfet, la sensation particulière
que l'on éprouve vis-à-vis de cet être incomplet, de « ce jouet
de la nature », comme on aurait dit au XVIII° siècle.

Tels sont les idiots congénitaux ; mais il en est d'autres qui
ont une physionomie plus agréable, au moins par comparaison :
ce sont ceux dont l'état est désigné sous le nom d'idiotie acquise.
« On appelle idiots acquis, dit M. Jules Voisin, ceux qui ont pu
acquérir quelques facultés, mais les ont bientôt perdues, à la
suite de maladies du cerveau. Mais, vu le jeune âge des sujets
de 3 à 7 ans, vu l'impossibilité où ils sont de pouvoir acquérir
à nouveau, nous leur maintiendrons la dénomination d'idiots. »
Mais, même dans l'idiotie acquise, il existe des paralysies,
des arrêts de développement, qui nuisent à l'esthétique du
sujet.

Esquirol avait cru devoir classer les idiots suivant l'état de
leur vocabulaire ; c'était une illusion, mais elle a une grande
importance, en raison de l'homme de génie qui l'a émise. Tel
idiot qui n'articulera aucun son sera plus intelligent que tel
autre qui bavardera toute la journée. D'ailleurs, que d'hommes
de valeur sont très embarrassés dès qu'il leur faut exprimer
leurs idées, et que de médiocrités et même de nullités ont le
don de la parole.

L'idiotie congénitale peut être diagnostiquée dès le plus bas
âge. En effet, l'enfant atteint de cette infirmité n'est pas comme
les autres : il ne jette qu'un cri, ne sourit jamais, et parfois il
semble que c'est pour lui une chose nouvelle que de téter chaque
fois qu'on lui présente le sein. Il ne marche que fort tard, parfois jamais ; il ne mange seul qu'au prix d'une patience sans
bornes et ne s'exprime à l'aide de monosyllabes que très tard,
de 3 à 8 ans, quelquefois.

Les auteurs qui ont écrit sur l'idiotie ont montré le profond
fossé qui sépare ce groupe d'arriérés de tous les autres : la
présence de lésions organiques du cerveau qui n'existe nulle

part ailleurs chez les dégénérés : les atrophies, les scléroses ; c'est pourquoi dans l'un des derniers traités de médecine qui aient été publiés, M. le professeur Brissaud a décrit les idioties dans le chapitre des maladies chroniques du cerveau, tandis que son collaborateur, M. le professeur agrégé Gilbert Ballet, classait les dégénérescences dans le groupe des folies ou psychoses.

Il y a quelques années, certains chirurgiens avaient pensé que la lésion primitive, cause de l'idiotie, était une lésion de la paroi osseuse du crâne qui empêchait l'encéphale de se développer librement et déterminait les troubles intellectuels de cet état mental ; pour y remédier ils proposèrent des opérations particulières appelées craniectomies, sorte de trépanation. M. Bourneville s'éleva avec raison contre cette conception. Les échecs opératoires, aussi bien que les recherches expérimentales, l'embryogénie et l'anatomie comparée, montrèrent que le savant médecin de Bicêtre avait raison et que c'est le crâne qui se moule sur l'encéphale et non le contraire qui se produit.

Ne terminons pas ce chapitre sans attirer votre attention, Monsieur le Préfet, sur une théorie qui a fait beaucoup de bruit depuis vingt ans et qui contient beaucoup de vérités et un certain nombre d'erreurs. C'est l'une d'elles que nous allons montrer ici. Le professeur Lombroso, de Turin, a créé une doctrine et une science qu'il ne faut pas confondre.

La science, c'est l'Anthropologie criminelle, nous la retrouverons plus loin et nous insisterons sur les phénomènes qu'elle a mis en lumière ; je m'honore d'avoir pu apporter quelques pierres à cet édifice que bien des Français ont aidé à construire ; mais Lombroso est certainement dans l'erreur lorsqu'il veut assimiler les différents degrés de la régression psychique à des arrêts de développement rappelant les diverses phases qu'a parcourues l'homme depuis son origine jusqu'à aujourd'hui. Il est déjà difficile d'admettre qu'il ait existé, à une époque reculée, un stade social où tous les hommes fussent des voleurs et des assassins. L' « homo homini lupus » n'est qu'un para-

doxe de satirique, il est impossible de le prendre avec Lom:
broso comme l'expression d'une vérité; mais un stade d'idiotie?

Là, nous sommes dans l'inconcevable, malgré le haut mérite
du savant italien, nous ne pouvons pas admettre sa théorie,
nous ne pouvons même pas la concevoir. Notre ancêtre sauvage avait en puissance toutes les qualités futures de la race;
l'idiot ne l'a pas. D'ailleurs, chez les sauvages, il y a des idiots
comme chez nous, et surtout l'idiotie est caractérisée par une
sclérose, une atrophie du cerveau et non par des arrêts de
développement; il n'y a jamais eu de races d'idiots, pas plus
qu'il n'y a eu de race d'infirmes ou de malades.

Nous admettrons, avec l'école française tout entière, avec
Morel, avec Magnon, que l'idiotie comme tous les autres types
de dégénérescence sont une forme d'élimination de ceux qui, par
suite de maladies ou de vices de leurs ancêtres, ne peuvent
plus s'adapter au milieu social.

L'idiot meurt jeune et n'est pas apte à la reproduction, con-
trairement à l'imbécile qui, souvent, peut se reproduire.

CHAPITRE V

L'imbécile, le débile

L'imbécile est généralement considéré comme un idiot « élevé en dignité » ; mais, comme le dit M. le professeur Gilbert Ballet, il semble qu'il y avait plus qu'une différence de degré, une différence de nature. Chez l'imbécile, les lésions évolutives sont exceptionnelles. Pour M. Sollier, l'imbécillité « rentre dans le cadre des psychopaties dégénératrices, où elles forment un type à part. L'idiotie, au contraire, n'est pas une entité morbide, ce n'est qu'un symptôme d'une affection organique des centres nerveux survenue dans l'enfance. »

Physiquement, comme psychiquement, l'imbécile a l'apparence d'un homme normal ; il peut faire l'illusion un instant ; rien qu'un instant, car il n'a pas la laideur et les vices de conformation que nous rencontrons si fréquemment chez les idiots : il présente, plus ou moins accentués, ce que nous décrirons un peu plus loin sous le nom de *stigmates de dégénérescence ;* mais, remarquons une fois encore avec MM. Magnan et Sérieux, qu'il n'existe aucun parallélisme entre les tares intellectuelles et les tares physiques dans les différentes classes de déséquilibrés. Bien loin de notre pensée de critiquer l'homme de génie qui a créé la théorie moderne des maladies mentales. Au contraire, nul plus que nous n'est admirateur de B. Morel, qui a heureusement ruiné la théorie alors florissante de la monomanie, si fertile en erreurs cliniques et médico-légales. Ce que nous voulons, c'est au contraire protéger la doctrine de Morel contre ceux qui exagèrent sa doctrine et qui, avec l'école italienne, la compromettent, en la généralisant prématurément. N'oublions pas non plus qu'après l'étude du terrain, devrait venir, pour la folie comme pour toutes les maladies, l'étude de la cause efficiente, de la *graine*, comme on dit en microbiologie : aujourd'hui, les causes prédisposantes de la folie sont bien connues ; Toulouse, Arnaud, les ont récemment résumées ; mais l'étude de la pathogénie est presque encore à faire : le mécanisme est encore inconnu ou peu s'en faut. Nous sommes de ceux qui croient que la doctrine récente de Kroepelin (de Heidelberg) sur la démence précoce n'est qu'une station d'attente dans la recherche de la vérité. Certes, la folie n'est pas une maladie sans lésion, comme on ne l'a que trop répété, c'est une maladie du cerveau, peut-être secondaire parfois à une maladie d'un autre organe, mais l'heure n'est point encore venue où l'on peut montrer et cette lésion et la cause qui l'a déterminée. L'anatomie et la physiologie pathologiques de la folie sont encore dans les nimbes ; le savant doit les rechercher suivant le conseil d'Auguste Voisin, mais tant qu'on ne les connaîtra pas, l'étude de la prophylaxie de la folie doit être celle du terrain sur lequel elle évolue, et ce terrain est le plus souvent celui de la dégénérescence ; peut-être même, l'est-il constamment.

L'imbécile est *un anti-social* (Sollier), c'est avant tout un être nuisible, dangereux aussi bien par sa présomption que par son inconscience et sa perversion natives : mais on peut espérer le modifier par l'éducation en créant chez lui des réflexes artificiels d'obéissance. Rien n'égale, en effet, la prétention de ces malheureux : ils se croient beaux, savants, intelligents ; leur façon de s'exprimer est celle de Joseph Prud'homme : des naïvetés agrémentées de redondances, de fausses élégances, de mots hors de l'usage vulgaire, néologismes ou platitudes, d'adjectifs bizarres. Leur écriture est comme leur langage parlé : leurs lettres sont ornées d'arabesques, leur signature de paraphes extravagants : ils sont très fiers du peu qu'ils savent et se vantent de pouvoir compter jusqu'à dix. Ils n'ont aucune idée générale, ils répètent bien comme des perroquets les mots de patrie, de religion, d'honneur, mais lorsqu'on veut s'assurer s'ils en comprennent le sens, on se rend compte qu'il n'en est rien. Ils sont aussi maladroits de leurs membres que de leur intelligence ; bien souvent, ils abîment plus de marchandises s'ils n'en utilisent. Parfois cependant, ils ont une intelligence partielle ou une adresse limitée (*génie partiel de Félix Voisin*). C'est souvent à cette classe qu'appartiennent les calculateurs qu'on exhibe dans les spectacles (Inaudi), parfois ce sont des musiciens, ou, pour être exact, des exécutants ayant un talent relatif; témoin cet imbécile dont j'ai reproduit dans ma thèse l'observation prise par MM. Marie et Bonnet et qui retenait n'importe quel air de musique qu'il avait entendu une fois, mais dont il estropiait outrageusement les paroles ; il savait aussi d'ailleurs la liste complète des départements de France avec leurs préfectures et sous-préfectures, mais il était incapable de nettoyer un dortoir.

Ce qui manque avant tout aux imbéciles c'est la spontanéité, l'initiative ; il faut qu'ils soient sans cesse dirigés; tel était le jeune homme qui entretenait mon ménage d'interne et qui frottait pendant des heures la même lame de parquet jusqu'à ce qu'on lui dise de passer à un autre ; ce sont ces sujets qui, bien encadrés, rendent le plus de service dans les asiles d'aliénés.

L'imbécile est menteur, gourmand, vaniteux ; plus souvent encore ses instincts sont pires que cela ; c'est fréquemment dans cette classe, qu'on rencontre les pédérastes, souvent aussi ce sont des exhibitionnistes ou autre chose encore dont on ne peut même pas parler. C'était un imbécile alcoolisé ce vampire de Muy dont M. Belletrud a rapporté l'histoire ; c'étaient aussi des imbéciles ces êtres immondes dont tout récemment le professeur Penta (de Naples) a publié les observations, et qui, pour se guérir du mal vénérien n'avaient rien trouvé de mieux que de souiller de jeunes enfants suivant une légende absurde répandue en Italie.

On pourrait faire toute une bibliothèque avec le récit des crimes commis inconsciemment par eux : lorsque ces simples d'esprit sont dans un village le jouet de tous, lorsqu'on les enivre pour voir les sottises qu'ils feront, alors que ne se passe-t-il pas ? Attentats à la pudeur, outrage aux mœurs, vols simples ou complicité de vols qualifiés. Mais le crime classique de l'imbécile, c'est l'incendie volontaire : on peut dire avec Marandon de Montyel que tous les incendies de meules de paille survenues le lundi peuvent être, presque sans erreur possible mises sur le compte de quelque simple d'esprit qu'on aura fait boire le dimanche. Souvent aussi les incendies de forêts ou de maisons habitées même n'ont pas d'autre origine à moins qu'ils ne soient causés par les mêmes sujets par vengeance : la moindre réprimande les exaspère à un tel point qu'ils ne reculent pas devant un crime pour punir celui qui les a corrigés. Souvent aussi, les imbéciles commettent des meurtres sans motifs ou pour une cause futile ; une femme leur refuse-t-elle ses faveurs, ils la punissent par la mort : c'était un imbécile ce jeune homme qui tua sa petite sœur pour imiter sa mère qui avait mis à mort un poulet de la basse-cour.

On dirait en effet que le peu d'intelligence qui reste à l'imbécile ne lui sert qu'au mal : il est menteur, dénonciateur, calomniateur, voleur : la peur est un des sentiments dominateurs de ces infirmes, ils s'exagèrent le moindre danger et leur pusillanimité est sans bornes : « la crainte du gendarme étant pour lui l'*ultima ratio* », il se range toujours du côté du plus fort et après avoir conseillé une faute à un camarade, il s'empresse pour éviter le châtiment de le dénoncer. Plus souvent encore ils deviennent les agents inconsidérés de complots que de plus intelligents qu'eux ourdissent contre l'autorité ; d'où leur rôle passif dans les guerres civiles, les grèves, les rébellions.

En l'absence d'un traitement médico-pédagogique — ce qui est la règle aujourd'hui — que deviennent ces malheureux lorsqu'ils ne sont pas internés dès leur jeune âge. Le plus souvent ils n'entrent dans les asiles qu'après de longues pérégrinations, de nombreuses condamnations et de nombreux séjours dans les prisons ; ce n'est que par hasard qu'un juge plus humain ou plus éclairé les confie à un expert qui n'a pas de mal à mettre en lumière leur infériorité intellectuelle native. Lorsqu'ils sont appelés à faire leur service militaire, et qu'un hasard heureux ne les fait pas réformer, ils deviennent vite, à la caserne, un objet de risée ; leur vie se passe entre la prison et la salle de police et souvent ils vont finir leur temps aux compagnies de discipline à moins qu'ils ne se rendent coupables d'une faute grave contre la discipline et ne soient frappés d'une condamnation plus ou moins sévère.

Incapables de discerner l'importance de leurs actions, on les voit souvent se suicider pour les motifs les plus futiles, ou bien ils commettent sans plus y réfléchir des assassinats.

Le diagnostic de la faiblesse intellectuelle est généralement facile lorsqu'on est en présence d'un imbécile, et l'observateur le moins attentif et le moins préparé l'a vite reconnu ; chez le débile qui parfois ne se distingue que par des nuances du mieux doué des imbéciles, c'est encore facile, mais chez les débiles les plus élevés il y a quelquefois des difficultés qui cependant n'en sont pas pour le médecin spécialiste ; la façon même dont le sujet se présente, son incommensurable orgueil, l'absence de sentiments altruistes, son langage à la fois prétentieux et incorrect, sa façon toute particulière de répondre par un fouillis inextricable de mots à une question simplement posée et surtout l'étude de ses insuccès à l'école et dans la société permettent le diagnostic de l'infirmité dont il est atteint. Les erreurs cependant sont quelquefois possibles ; le plus souvent elles n'ont lieu que sur le degré exact de faiblesse de l'intelligence, ce qui pratiquement n'a pas d'importance bien grande, mais quelquefois, surtout en l'absence de renseignements précis, on peut prendre pour un enfant dont l'intelligence ne s'est pas développée, un enfant dont les facultés psychiques sont en voie de régression à l'époque de l'adolescence. C'est alors l'affection que Kahlbaum et M. Christian ont appelée d'hébéphrénie et qui a d'ailleurs ses symptômes particuliers : C'est une des formes de l'affection décrite récemment, surtout à l'étranger, sous le nom de démence précoce. (Krœpelin, R. de Fursac, Deny, et Masselon Roy).

Aussi mal doués au point de vue physique qu'au point de vue mental, les imbéciles sont incapables de se livrer aux travaux de force, ils sont par suite, dans l'immense majorité des cas, une charge pour leur commune ou leur famille. Souvent lorsqu'ils n'ont pas de foyer, ils deviennent des chemineaux, des camelots, des marchands de journaux ambulants et exercent toutes ces professions qui sans être définies se rapprochent du parasitisme social, quand ils ne sont pas simplement mendiants. Mais ils sont modifiables dans une assez large mesure et pour les raisons que nous avons déjà exposées l'argent qu'on dépensera pour leur éducation diminuera leur novicité, ce sera donc là un bon placement.

Le débile est plus rapproché que l'imbécile de l'homme normal ; il est susceptible d'une certaine instruction, capable d'exercer certaines professions qui exigent de la régularité plutôt que des qualités intellectuelles et physiques ; il peut donc arriver à acquérir des moyens d'existence ; il est surtout nuisible par son incomparable méchanceté : c'est à cette classe qu'appartiennent Dupont et Durand, les imcompris si bien dessinés par Alfred de Musset: ces gens qui ne savent pas lire à quatorze ans, mais qui rêvent de révolutionner le monde avec des chefs-d'œuvre qu'ils sont incapables de faire. Combien d'anarchistes, d'exaltés politiques appartiennent à cette classe : ce sont les « gobe-mouches » des réunions publiques, les apôtres nés des théories bizarres, les illuminés de toutes les sectes. Dans les émeutes, ils sont les plus dangereux parce qu'ils sont les plus inconscients et qu'ils restent toujours à l'âge dont parle le poète où l'on est sans pitié.

Lorsqu'ils sont riches, ils sont la proie de toutes les bandes noires et compromettent leur fortune, non dans des spéculations hasardeuses, mais en se laissant extorquer des sommes souvent considérables par des aventuriers et des collectivités peu scrupuleuses qui les terrorisent par des menaces.

Leur religiosité est excessive, ils sont les apôtres convaincus de toutes les pratiques bizarres, des thaumaturgies ; tel cet illuminé dont M. le professeur Gilbert - Ballet a tout récemment rapporté l'observation qui s'est cru transporté au ciel ; des enseignements théologiques, ils ne comprennent ni la grandeur, ni la poésie des dogmes ; ils ont plus peur des flammes de l'enfer qu'ils ne désirent les joies du paradis ; que de fois n'a-t-on pas exploité leur terreur des peines éternelles pour capter leur fortune !

L'erreur la plus fréquente commise par ceux qui ne sont pas très versés dans ces questions est celle qui consiste à déclarer imbécile ou débile un enfant qui n'est atteint que d'une affection locale du pharynx que l'on désigne aujourd'hui·sous le nom de « végétations adénoïdes », cet état, d'ailleurs fréquent, est caractérisé par un écoulement continu de salive, par une forme spéciale de l'orifice buccal toujours à demi-ouvert, par un aplatissement du nez, par des troubles de la phonation qui rend impossible la prononciation des lettres *m n*, par une déformation particulière du thorax qui est « en carène », et, surtout la nuit, par un ronflement sonore, très bruyant, et des crises d'étouffement au moment de poussées aiguës. L'examen laryngoscopique et rhinoscopique, quoique délicat chez les enfants, lève tous les doutes lorsqu'il peut être pratiqué, à défaut, le simple toucher laryngien vient corroborer les données fournies par l'habitus du sujet. Or, cet état particulier du rhino-pharynx est curable par une opération chirurgicale, sans autre gravité qu'une légère perte de sang bien vite réprimée et c'est chez le chirurgien que doit être conduit le jeune adénoïdien et non à l'école des arriérés ; lorsque l'état local est modifié, le ptyalisme ne se reproduit plus et l'apathie intellectuelle disparaît très rapidement. Il faut cependant signaler les cas où cet état coexiste avec un degré plus ou moins marqué de faiblesse mentale.

CHAPITRE VI

Dégénérés supérieurs ou déséquilibrés

Voici comment, sur les liens qui unissent les dégénérés supérieurs aux inférieurs, s'exprimait l'éminent docteur Lapointe dans le rapport qu'il vous adressait, Monsieur le Préfet, pour vous rendre compte de l'exercice 1896 : « Nous rapprocherons très volontiers de la classe qui comprend ces diverses catégories de dégénérés (imbécile, idiot, faible d'esprit) une autre classe d'individus celle des névropathes par atavisme. Ce sont des êtres incomplets au point de vue de l'intelligence, les premiers le sont par défaut, les autres le sont avec compensation, chez ces derniers, en effet, rien de plus commun que de rencontrer une faculté brillante dominant toutes les autres et laissant celle-ci dans un état d'infériorité réelles. Ce sont les mal équilibrés de la société, ils ne sont pas aliénés, mais leur pondération anormale les porte à l'insolite et à l'extravagant et leurs actes sont souvent frappés au coin de l'absence du sens moral. Par suite, ils forment la grande pépinière des délinquants ou des criminels.

A leur malformation morale se joignent fréquemment, comme chez les imbéciles ou les idiots, des malformations physiques : dents mal implantées, tassées ou isolées, renversées en dedans ou en dehors, pavillons des oreilles irréguliers quelquefois inégaux entre eux, extrémité digitales en massues ou allongées

3

outre mesure, ongles émergeant obliquement de leur matrice ou affectant une forme défectueuse.

Au point de vue pratique, il faut se défier des dispositions morales des individus qui présentent de tels caractères physiques sans qu'on puisse dire qu'ils sont atteints d'imbécillité, le plus souvent ce sont des individus entachés de tares intellectuelles et morales. Ils sont très nombreux parmi la population des bagnes et des prisons.

Comme je le disais ci-dessus, je les rangerais volontiers à côté des imbéciles et des idiots pour former avec ces derniers la grande classe des dégénérés et comme eux, quoique l'on ne puisse pas dire qu'ils soient aliénés, ils auraient droit, à mes yeux, devant les tribunaux aux bénéfices d'une responsabilité limitée. »

Si j'ai emprunté cette longue citation à un rapport inédit c'est parce que je désire montrer que les appréciations que j'émettrai dans les pages suivantes n'appartiennent pas seulement à quelques-uns, mais qu'elles forment l'opinion à peu près unanime des aliénistes français aussi bien de ceux que leur âge met à l'abri des enthousiasmes que des derniers entrés dans la carrière.

Les déséquilibrés de cette classe ne manquent pas d'intelligence et quelques-uns sont des esprits supérieurs et même ont pu être classés parmi les génies dont s'honore l'humanité, tel était le Tasse l'immortel auteur de la *Jérusalem délivrée* fuyant ses meilleurs amis et finissant par verser complètement dans l'aliénation mentale, devenant le persécuté persécuteur de la maison d'Este, sa bienfaitrice. Tel était aussi un des plus grands génies dont s'honore la France du xviiie siècle le malheureux J.-J. Rousseau tourmenté toute sa vie par son manque de pondération, son incommensurable orgueil et la faiblesse physique de son organisation (Colombani). Ne soyons pas ingrat pour le grand homme qui a écrit l'*Emile* et le *Contrat Social*, rendons la justice qui lui est due à celui qui osa montrer que la royauté n'est pas d'essence divine et que le suffrage universel est le fondement de la justice sociale ; mais n'oublions pas non plus ses injustices vis à vis de ceux qui l'aimaient, de cette infortunée Thérèse qui partagea sa vie et qu'il ne voulut pas admettre à l'honneur d'être sa femme, de son dévoué disciple Bernardin de Saint-Pierre, ni ses mauvais procédés à l'égard de ceux qui luttaient pour la même cause en se servant d'autres armes, Voltaire et les Encyclopédistes.

Si j'insiste sur Rousseau, c'est que son exemple est bien connu, même à l'étranger et que les « Confessions » dévoilent dans un style incomparable les qualités et les défauts de cet homme si remarquable. Qui ne connait l'insensibilité morale de la Fontaine, l'existence accidentée de Benvenuto Cellini, le crime du Poussin, et toutes les défectuosités mentales que M. le Docteur Toulouse a signalées dans l'examen psychophysiologique d'Emile Zola. Certes je ne voudrais pas me prononcer entre des autorités scientifiques aussi considérables que Moreau (de Tours) d'une part et A. Regnard d'autre part sur la question de l'identité de la névrose et du génie, mais force est de reconnaître les tares mentales de certaines intelligences supérieures. Mais nous ne voudrions passer sous silence une remarque dûe à notre très distingué prédécesseur, le docteur Cullerre : « Si les demi-fous venaient à disparaître, le monde périrait non par excès de sagesse, mais par excès de médiocrité ». Car comme l'a remarqué Lombroso le misonéisme, l'amour du *statu quo* de la routine est le propre de l'homme normal, le philonéisme ou amour du nouveau, du changement, celui du mattoïde ou demi-fou, et il cite ces grands hommes nés trop tôt pour le bonheur de l'humanité, Rienzi et Etienne Ma el.

Si des grands hommes ont été criminels, que de criminels ont du talent, sinon du génie : rappelons la vie si bizarre et si mouvementée de Sauvage, l'inventeur de l'hélice et l'exemple de cet assassin dont, du temps de nos grands parents, on a exagéré le talent poétique, réel cependant, l'immonde Lacenaire. Que de perversions génitales chez certains artistes : le poète Oscar Wilde et le romancier Sacher Masoch. Ils n'étaient pas non plus dénués de mérite ni le trop célèbre homœopathe de la

Pommerais, ni l'insaississable filou Allmayer. Et dans les asiles que de fois ne rencontre-t-on pas des gens de talents, tel cet ingénieur qui, étant interné, obtint pour ses travaux de mathématiques une récompense de l'Académie des sciences tels encore le phylosophe allemand Nietsche, Baffier l'agresseur de Jules Ferry et L.... qui persécuta si longtemps le regretté docteur Laborde.

La tare psychique n'exclut donc pas le talent pas plus que le talent n'empêche les faiblesses humaines, parfois les pires.

Nous répéterons donc ce que disait le docteur Lapointe, qu'il existe un groupe d'individus qui ont pour caractéristique un manque complet de pondération intellectuelle et qui forment la grande pépinière des délinquants, des criminels et des aliénés.

B. A. Morel, médecin de l'asile de Saint-Yon (Seine-Inférieure) montra le premier (1857) quel rôle joue la dégénérescence dans l'étiologie du crime et de la folie, il montra quelles sont les tares que les vices ou les maladies entraînent chez les enfants : aussi bien sur leurs aptitudes psychiques que sur leur puissance physique et intellectuelle, leur vitalité et celle de leur descendance. Mais c'est surtout à M. Magnan et à ses élèves, mon excellent maître le docteur Paul Garnier, M. Legrain, M. Journiac, M. Serieux, que cette notion doit d'être devenue vulgaire. Remarquons d'ailleurs qu'on tend à considérer l'influence de la dégénérescence dans un plus grand nombre de cas qu'il y a quelques années. Certaines formes mentales qu'on regardait naguère comme indépendantes d'elle sont maintenant regardées comme étant fonction d'une tare héréditaire : la paralysie générale des aliénés (maladie de Bayle), par exemple, (Joffroy, Vallon, R. de Fursac, Wahl, Marchand, etc).

La dégénérescence éclate souvent par des déformations physiques qu'une observation plus ou moins attentive décèle rapidement : c'est ce que M. Magnan appelle les *stigmates physiques de dégénérescence* ; mais remarquons avec l'illustre médecin de Sainte-Anne qu'il n'y a pas corrélation entre les stigmates physiques et les stigmates mentaux.

La tête est ou petite ou grosse, parfois en pain de sucre

(acrocéphalie), aplatie au sommet (platycéphalie), asymétrique (plagiocéphalie), en forme de barque (scaphocéphalie). Les mâchoires peuvent être saillantes, d'autres fois au contraire rentrées, la face est asymétrique, les oreilles dépourvues de lobules ou à lobules adhérents, souvent il y manque le bourrelet appelé tragus, l'oreille est quelquefois en anse, souvent on trouve de véritables infirmités : strabisme, bégaiement, blésité, bec de lièvre ; des déformations du tronc et du bassin ; on trouve souvent la gynécomastie, l'élargissement de la ceinture pelvienne. Souvent aussi des troubles de la coloration de la peau (vitiligo) l'albinisme des organes-génitaux, l'hermaphrodisme faux, hypospadias. Signalons aussi la fréquence de la barbe chez la femme (Dupré).

Parmi les dégénérés, les uns versent dans la folie proprement dite, et doivent être internés, certains deviennent des criminels, d'autres enfin toute leur vie bizarres, détraqués, originaux, côtoyent la frontière de la folie. (Cullerre).

Quels sont les rapports de la dégénérescence et de la criminalité : la question est des plus complexes, elle est aussi des plus importantes, car si l'on connaissait exactement les facteurs déterminants de la délinquence, on pourrait agir sur eux et appliquer le vieil adage de François Bacon : *Sublata causa tollitur effectus.* Or, on sait que bien souvent les délinquants sont descendants d'aliénés ; voyez l'histoire de la célèbre famille Jucke, citée par Dugdale, dans laquelle 410 individus furent à la charge de l'Etat de New-York et aux particuliers de 1830 à nos jours et coûtèrent la modeste somme de 100.000 dollars, soit 550.000 frans en secours de toute nature, frais de surveillance, etc... Sur 834 personnes dont s'est composée la famille pendant ces 70 années, 410 ont été à la charge de la collectivité, soit 206 comme pauvres assistés, 76 pour crimes (vols, incendies), 128 comme prostituées sans compter tous les dommages clandestins, les vols impunis, etc... Des faits analogues sont cités dans ma thèse (1898) et d'autres ont été rapportés récemment par Mariani dans la *Rivista mensile de psichiatria forense* de Naples. Il existe d'autre part toute une catégorie

d'individus qui tiennent le milieu entre les aliénés et les délinquants, ils ont été récemment étudiés dans les thèses de mes
collègues Albert Petit et Guiard. Souvent aussi on observe
dans les familles d'aliénés des enfants qui « ont mal tourné »,
nous savons tous ce que veut dire cette expression aussi bien
pour les garçons que pour les filles. Enfin, il existe certainement, bien qu'elle soit rare, une folie des actes, folie morale de
Trélat, *moral insanity* des auteurs anglais, dont nous avons
jadis observé un si bel exemple dans le service de mon excellent maître le docteur Vallon. Il s'agissait d'un jeune homme
dont la vie tient du roman ; descendant d'une famille d'aliénés
il avait réussi à se faire passer pour le fils d'un général et avait
escroqué de très fortes sommes à un commerçant de X... Plus
tard, établi en Amérique, il avait très bien réussi lorsqu'il
s'enfut en emportant la plus grande partie des fonds de son asso-
cié. Revenu en France, il réussit à devenir l'amant de la femme
d'un officier supérieur et à se faire entretenir par elle. Mais la
plus amusante des aventures dont il est le héros est la suivante :
G... beau garçon, quoique un peu vulgaire, toujours habillé à
la dernière mode, se rendait chez les horizontales de marque, et
se donnait comme le régisseur d'un grand music-hall ; il exigeait que ces dames lui montrassent la pureté de leurs formes
et lorsqu'elles étaient déshabillées, il s'emparait des bibelots
de valeur qui ornaient leur salon, s'enfuyait à toutes jambes
laissant la demi-mondaine atterrée dans un costume qui l'empêchait de le poursuivre. Je ne cite que quelques traits de cette
longue histoire, pour montrer ce qu'est la folie morale.

Ce qui caractérise cet état mental, c'est d'une part l'appari-
tion des actes délictueux ou bizarres, longtemps avant l'époque
où le mauvais exemple peut être invoqué, et d'autre part
l'absence de rapport qui existe entre l'intelligence déployée
par l'escroc et l'avantage problématique qu'il retire de plans
habilement et parfois savamment combinés — les sujets de cette
espèce eussent beaucoup gagné à être honnêtes, si cela leur eut
été possible.

Enfin, remarquons la marche parallèle et progressive de la

criminalité juvénile, et de la folie établie d'après les statistiques officielles et l'égale influence de l'alcoolisme sur l'une et sur l'autre, démontrée au congrès d'Amsterdam par mon maître Garnier. Enfin, signalons la fréquence de ce que Ferrus appelait « folie pénitentiaire » ou « folie carcéraire » surtout développée ou surtout apparente dans les prisons cellulaires.

De l'analogie qui existe entre la folie et la délinquence doit-on induire qu'il existe une identité absolue ? Non, nous ne le croyons pas ; pour nous, la délinquence et la folie sont des termes connexes : l'une et l'autre évoluent sur le même terrain. Nous avons montré, il y a quelques jours à peine, qu'il y a une analogie très grande entre la délinquence et la prostitution, mais non une identité absolue ; que si les femmes d'inconduite appartiennent au groupe des parasites de l'ordre social et sont des dégénérées, elles ne commettent pas nécessairement par le fait de leurs mauvaises mœurs un délit. Donc pour nous, folie, criminalité, prostitution, sont les branches d'un même arbre qui est la dégénérescence : il faut cependant ajouter que la psychologie n'est pas la science des divisions dichotomiques et qu'il peut exister des hybrides, mais on peut dire que si la criminalité est une maladie, ce qui n'est pas absolument prouvé, d'ailleurs, elle est justiciable d'une thérapeutique différente de celle de la folie proprement dite : sans doute les deux modes de traitement emprunteront à la psychologie leurs principes fondamentaux, mais tandis que la thérapeutique de la folie s'adressera surtout à des lésions sensorielles (hallucinations, illusions. interprétations délirantes), celle du crime, elle, aura pour but surtout de rectifier la fausseté des jugements et des raisonnements. Le fou reste logique avec lui-même si l'on admet la réalité de ses conceptions délirantes ; le criminel, lui, a à l'origine des sensations normales, qui n'ont rien de pathologique, mais c'est sur les faits logiques qu'il erre, il a un rétrécissement du champ de la conscience morale, il ne voit que le but vers lequel il tend ; il ne se rend pas compte de la valeur de ses actes et de leurs conséquences possibles, il ne voit que la jouissance immédiate de ce qu'il convoite, sans préjuger ni de l'importance, ni du nombre des obstacles qui l'en sépare, ni des chances contraires, ni de ce que l'acte a de préjudiciable pour autrui : l'égoïsme est le mobile de l'acte, l'orgueil et la paresse y jouent également un rôle très important. Lombroso a montré que le prétendu respect que le voleur a des conventions qu'il fait avec ses semblables est tout de façade et qu'au fond il est plus intraitable, encore vis-à-vis de ses complices qu'avec les honnêtes gens ; ce n'est qu'en vue des avantages à retirer qu'il s'associe avec des « copains » et ce n'est que dans le but d'échapper à la répression qu'il accepte l'autorité d'un chef.

Et après avoir vu l'illustre professeur de Turin faire cette constatation, nous ne sommes pas peu étonnés de le voir traiter le crime d'anomalie réversive, de retour ancestral. Quelle société peut-il exister, lui demanderons-nous, entre de tels éléments ; et à moins qu'il nous ramène à la théorie des Hobbes et du bon tyran, nous ne saisissons pas comment une telle civilisation pourrait exister et surtout subsister.

Plus grand est encore notre étonnement lorsque nous le voyons décrire un type criminel, comme si les malfaiteurs formaient une race spéciale, comme s'il y avait une relation constante, ou peu s'en faut, entre, par exemple, les oreilles en anse et l'acte de violer. Lombroso reconnaît, d'ailleurs, lui-même, que bien des violateurs n'ont pas cette malformation, que bien des gens qui la présentent n'ont jamais violé personne ; mais il ajoute qu'elle est particulièrement fréquente dans cette classe de délinquants. Je ne contredirai pas les affirmations du célèbre criminologiste italien, mais je me permettrai de lui faire remarquer que lorsqu'il s'appuie, pour défendre sa théorie, d'analogies tirées des cheveux roux des Anglais, qu'il n'y a pas, anthropologiquement parlant, de race anglaise, qu'il n'y a que des races vivant en Angleterre, et que pour qu'un caractère anthropologique soit considéré comme fondamental, il faut qu'il soit constant, ou à peu près, chez tous les individus de la race : tels les yeux en amande des Mongols. On sait, d'ailleurs, que le professeur Benedikt, de Vienne, avait décrit dans le cerveau des assassins une quatrième circonvolution frontale analogue à celle de certains mammifères carnassiers, et que des travaux plus récents ont montré que l'éminent criminologiste avait fait une généralisation trop hâtive.

Non, il n'y a pas de type criminel, il ne peut pas y en avoir ; le criminel se rapprochera toujours des honnêtes gens de la même race par l'immense majorité de ses caractères ethniques, mais il s'en distinguera, quelque soit la race à laquelle il appartienne, par les stigmates physiques de la dégénérescence. Quelque soit l'état social dans lequel il vit, son insociabilité (stigmate mental) fera qu'il sera exclu de la société de ses semblables, à moins que, sa force primant le droit, il ne réussisse à se faire craindre et obéir des hommes et qu'il ne devienne leur tyran ; ceci est dit, bien entendu, pour les sociétés primitives, que nous qualifions durement du nom de sauvages.

Mais, répétons-le encore, au risque de paraître ennuyeux : il n'y a aucune corrélation entre les signes physiques présentés par un individu déterminé et les tares mentales qu'il peut avoir ; il n'y a pas plus de type criminel qu'il n'y a de type aliéné. Telle est la doctrine de l'École française de Morel, de Magnan, de Joffroy, de Dejérine, de Lacassagne, de Paul Garnier et de Ch. Féré. Si j'insiste d'une façon toute particulière sur ce point, c'est qu'il est capital : s'il existait des individus qui, de par leur constitution même, fussent voués fatalement au crime ou à la folie, il n'y aurait pas lieu de sacrifier l'argent des contribuables à chercher à les réformer, à les redresser, à faire pour eux de l'orthopédie mentale ; le travail que je vous présente aujourd'hui, Monsieur le Préfet, serait inutile, inutile aussi la généreuse initiative du Conseil Général de l'Yonne.

Cependant comme tous ses collègues, Lombroso préconise le redressement du « criminel-né » et en Italie comme ailleurs on croit à l'efficacité de l'orthophrenopédie et on essaie de la pratiquer : alors que devient la théorie lombrosienne ? Si celui qui a le type criminel peut être ou devenir un parfait honnête homme ; si comme Lombroso l'admet et y insiste, il y a des criminels d'occasion dont le type normal est parfait, alors que veut dire la théorie italienne ?

Nous dirons, nous, que tout individu qui ne peut pas résister à ses passions, à ses instincts, est un prédisposé, un dégénéré, un déséquilibré. Il est de l'étoffe qui donne les fous, les aliénés, les criminels, mais rien n'est fatal, tout dépend de l'éducation et des circonstances : tous les prédisposés, même au suprême degré, n'échouent pas nécessairement à la prison ou l'asile, de même que tous les candidats à la phtisie (Peter) ne meurent pas de tuberculose pulmonaire.

Etudions l'état mental du dégénéré supérieur et pour cela ce n'est ni à Magnan ni à Morel que nous ferons des emprunts, mais à Auguste Voisin qui fut leur contradicteur et presque leur antagoniste. Nous montrerons ainsi que les querelles de doctrine ne sont en psychiatrie comme ailleurs que des querelles de mots et que sur les faits eux-mêmes les divergences n'existent guère que dans des détails infimes.

« Le prédisposé à la folie… se fait remarquer presque toujours par une activité excessive de l'intelligence, plus rarement par de l'engourdissement et de l'affaiblissement des facultés… Le prédisposé n'a pas ou presque pas de jugement, de sens commun, il est utopiste, excentrique, original, raisonneur, il contredit sur tout, manque d'esprit de suite et de stabilité, de règle dans l'emploi du temps et d'ordre dans le travail. Il a beaucoup trop d'imagination, il s'enthousiasme à l'excès pour la poésie, la musique, et d'autres arts… La mémoire est quelquefois exaltée dans sa totalité, mais on observe beaucoup plus fréquemment de l'exaltation de certaines parties de la mémoire. Les renseignements que l'on obtient sur ses antécédents apprennent quelquefois que l'individu n'a commencé à parler que tard et que la lecture et l'écriture ne se sont formées que lentement.

« Etude des facultés morales qui sont souvent les seules qui soient atteintes : nous allons les passer en revue : 1° Amour de l'approbation, même dans l'enfance on peut noter un amour excessif de l'approbation, de la vanité, de la coquetterie ;

2° L'estime de soi est poussé à un degré excessif, lorsque l'on contrarie moindrement ces individus, ils deviennent boudeurs et la bouderie est portée à un point qui énerve et agace les parents, les instituteurs et les serviteurs les plus patients ; 3° Le sentiment du juste ou de l'injuste du bien est souvent peu développé, aussi ces individus ont-ils un égoïsme révoltant, ils sont personnels au plus haut point ; 4° La bienveillance peut leur faire défaut et l'on observe alors chez eux des sentiments d'animosité pour leur prochain et de cruauté pour les animaux domestiques. Beaucoup de ces individus n'ont jamais eu de respect, d'amour pour leurs parents, ils sont au contraire haineux, tracassiers ; 5° La faculté de persévérance peut être exaltée et transformée en entêtement ou bien déprimée, et l'individu est alors insouciant ; 6° Ces individus sont tristes ou gais à l'excès et sans raison... Ces alternatives de dépression ou d'excitation s'observent chez beaucoup d'héréditaires ; 7° L'irascibilité, la colère sont des plus fréquents, en outre ces individus sont vétilleux, méticuleux ou au contraire d'une malpropreté extrême. La taquinerie est portée quelquefois à un très haut degré dans leurs rapports avec leurs parents et leurs domestiques..... et cela dès leur bas âge. 8° Ces individus sont craintifs pusillanimes, irrésolus, on a beaucoup de peine à obtenir d'eux un acte de volonté pour travailler ou pour lutter contre les entraînements du mal ; 9° L'humeur est très inégale passe d'un extrême à l'autre, ce qui rend ces individus insociables.

« Etude des penchants inférieurs, l'instinctivité est fréquemment développée d'une façon excessive. On observe souvent dès l'enfance de la perversion dans les manifestation des actes instructifs : 1° L'instinct de la destruction est quelquefois anormalement développé, ou voit de ces individus détruire sans raison des animaux inoffensifs ou des objets usuels ; 2° Ils sont parfois très rusés, très dissimulés et vagabonds ; ils sont souvent voleurs ou chipeurs et collectionnent parfois les produits de leurs vols (Lasigue) ; 3° Tendance à boire. J'ai été consulté par des jeunes filles de la meilleure société qui buvaient en

cachette des liqueurs fortes et même des eaux dentifrices ; 4°
l'instinct génésique est fréquemment très développé chez ces
individus, la plupart se livrent avec frenésie à l'onanisme et
même à la pédérastie ; 5° Quelques uns recherchent le mariage...
ils peuvent-être atteints de folie le jour même de leurs noces.
C'est une erreur de croire que le mariage peut guérir les jeunes
filles qui présentent les phénomènes prodomiques ou initiaux
de la folie ou de l'hystérie, de l'épilepsie.

« Les facultés industrielles prennent quelquefois un développement exagéré et hors de proportion chez les prédisposés. On
observe chez eux dès l'enfance une surprenante précocité dans
certains actes qui demandent de l'habileté dans les arts ou les
professions.

« La caractéristique est le plus fréquemment l'absence de
mesure et le manque d'équilibre, l'éducation seule peut remédier à ces troubles de fonctionnement, l'éducation bien enten-
due remplit un but modérateur et je ne saurais trop recomman-
der chez ces individus l'éducation fondée sur le système pédagogique qu'ont institué Ferrus, Seguin, Félix Voisin, Delasiauve,
Vallée et dans cette maison même Mademoiselle Nicolle. »

C'est toujours la même conclusion, quel que soit l'auteur
auquel on s'adresse, mais c'est à Bourneville surtout qu'appartient l'honneur d'avoir fait pénétrer cette notion dans le grand
public. De puissantes sociétés, la ligue de l'Enseignement, la
ligue des Droits de l'homme lui ont été prêté récemment l'appui
de leur publicité et de leur influence.

CHAPITRE VII

Epilepsie

Il est impossible dans l'état actuel de la science de donner une définition exacte de l'épilepsie : sans doute, la crise elle-même avec le cri initial, la pâleur, les mouvements toniques puis cloniques, la rougeur congestive de la face qui l'accompagne, la torpeur finale et les incidents qui peuvent exister du côté de l'intelligence avant, pendant et après le paroxysme, tout cela est connu depuis des siècles. La maladie aussi vieille que l'humanité était déjà soignée au temps de l'âge de pierre par la trépanation.

Dans toute l'antiquité et le moyen âge, l'épileptique était considéré soit comme une victime des dieux, soit comme un suppôt de l'enfer. C'était le *morbus sacer*, c'était le *morbus comitialis* qui rendait nulles à Rome les élections lorsqu'il éclatait pendant les comices. Au dix-septième siècle, l'épilepsie convulsive, le grand mal, était aussi bien connu que de nos jours : j'ai rappelé ailleurs, dans un article qui va paraître prochainement, que François-Sylvius Deleboë en a laissé une description et même une pathogénie des plus intéressantes. Certes, cette pathogénie est fausse, les esprits animaux n'existent pas. Mais qui nous donnera à l'heure actuelle une explication plus certaine.

La pathogénie de l'épilepsie dite essentielle est encore complétement inconnue, mais c'est une des gloires de la science du dix-neuvième siècle d'avoir montré qu'à côté de l'épilepsie dont on ne connaît pas les lésions, existe une autre névrose convulsive en relation constante avec des altérations d'une zône déterminée du cerveau : le voisinage du sillon de Rolando. C'est à Bravais, médecin français, qu'est due cette découverte précisée plus tard par l'américain H. Jackson.

Mais quelles relations existe-t-il entre les troubles moteurs et intellectuels de l'épilepsie idiopathique et ceux de l'épilepsie à lésions ? C'est encore bien obscur.

En dehors des crises convulsives et des troubles mentaux qui les accompagnent existent d'autres accidents : le vertige décrit par Trousseau, pendant lequel le sujet devient pâle et voit tout tourner autour de lui ; l'absence pendant laquelle le sujet devient pâle, fait un acte bizarre, quelquefois laisse échapper quelques gouttes d'urine et reprend ensuite le cours ordinaire de ses occupations : ces divers états connus sous le nom de petit mal sont plus que les grandes attaques, l'origine des troubles mentaux permanents.

En dehors des troubles psychiques qui accompagnent précèdent ou suivent la crise elle-même et pendant lesquels le malade peut commettre les actes les plus bizarres ou les plus dangereux, actes pour lesquels les experts sont si souvent appelés et qui comprennent l'immense majorité des états décrits sous le nom de folie instantanée ou transitoire, il existe des états de folie chez les épileptiques ; tantôt ce sont des crises de véritable fureur remplaçant les paroxysmes-moteurs et au cours desquelles le malade devient extrèmment dangereux. C'est actuellement, on peut le dire, la forme la plus aiguë de l'aliénation mentale : elle se distingue de celle que nous venons de décrire en ce qu'elle n'est pas liée à une crise convulsive, mais qu'elle en est un équivalent psychique, une forme larvée. Souvent aussi l'épileptique est en proie pendant plus ou moins longtemps à un véritable délire partiel avec hallucinations, particulièrement à type mystique de l'organe de l'ouie ; il n'est pas rare que, dans ces conditions, l'épileptique réagisse par des actes délictueux ou criminels à ses troubles mentaux

Enfin, il est une dernière forme de folie épileptique caractérisée par la démence Après de longues années de durée, la maladie finit par s'accompagner d'une démence totale en masse, très profonde, avec quelquefois des oscillations aggravatives post-paroxystiques. Cette démence rappelle, à s'y méprendre, celle due à l'alcoolisme et il n'est pas toujours facile de faire le diagnostic entre la démence épileptique vraie et la démence absinthique s'accompagnant de crises épileptiformes acquises.

L'épilepsie, en effet, peut-être une maladie débutant dès les premiers mois de l'existence où apparaître chez des prédisposés sous l'influence d'intoxications diverses alcoolique, mercurielle, saturnine, urémique et même diabétique. Donc, pour nous résumer, il y a des épilepsies dites idiopathiques ; il en est d'autres en relation avec des intoxications chroniques, avec ou non lésions du rein, d'autres tributaires d'auto-intoxications ; d'autres enfin consécutives à des lésions du cerveau.

Chez l'épileptique congénital, outre les troubles délirants et l'affaiblissement définitif de la mémoire, il existe un ensemble de particularités mentales telles qu'on a pu décrire un caractère épileptique. Ces malades sont flagorneurs, flatteurs, lorsqu'ils sont près de vous, mais fantasques, difficiles à vivre ; irritables, hypocondriaques et mystiques, brutaux et dissimulés, ils sont parfois extrêmement dangereux en raison de leur mauvais caractère, en l'absence même de toute influence paroxystique. Tous ces traits, ou du moins la plupart d'entre eux, existent chez beaucoup d'autres dégénérés et en particulier chez ceux que Lombroso appelle les criminels-nés ; de là, l'auteur italien conclut que le crime est une variété spéciale de l'épilepsie psychique, le criminel est un épileptoïde. Nous croyons que le professeur de Turin a forcé les traits communs, diminué les différences, et qu'il a admis une identité là où il n'existe qu'une analogie. Rien d'étonnant à ce que, dans deux groupes d'une même classe, il existe des traits communs... s'ils existent aussi fréquemment que le criminologiste transalpin veut bien l'admettre.

En résumé, l'épileptique ne peut pas vivre dans le monde : 1° en raison de ses attaques et des troubles psychiques qui les accompagnent, ne serait-ce que l'amnésie consécutive ; 2° en raison des équivalents psychiques ; 3° en raison des absences auxquelles il est sujet ; 4° en raison de son caractère particulièrement difficile. Mais le préjugé contre les épileptiques qui a survécu à tant de légendes absurdes, rend encore plus pénible la situation de ces malheureux. Personne ne veut les employer, et, si on tient compte du peu d'ouvrages qu'on peut leur confier sans danger, on comprend facilement combien leur malheureux sort les rend de moins en moins traitables.

S'ils ne peuvent vivre dans la Société, il n'y a pour eux que peu ou pas d'établissements qui les reçoivent. En dehors de la maison qui leur est réservée dans l'Ardèche, et dont nous avons parlé plus haut, de quelques services ouverts à Bicêtre, à la Salpêtrière (à Paris), à l'Hospice du Perron (à Lyon), de quelques hospices qui n'en recueillent qu'un nombre assez limité et de rares dépôts de mendicité qui subsistent encore (Nanterre), nul établissement ne les acceptait jusqu'à ces dernières années lorsqu'ils n'étaient point aliénés. Je sais bien que les aliénistes compatissants les recouvraient, pour les secourir, de « la livrée du délire » (Lasègue), mais c'était en violation formelle de la loi.

Depuis quelque temps, un mouvement d'opinion semble se produire en faveur de ces malheureux. Le département de Loir-et-Cher a créé un quartier spécial, voisin, mais non incorporé à l'Asile de Blois, et mon collègue Vernet a choisi comme sujet de sa thèse inaugurale l'étude de l'Assistance des Epileptiques. Depuis lors, certains départements ont tenté de suivre l'exemple du Loir-et-Cher.

Sans doute, tous les épileptiques ne sont pas voués à l'existence monacale de l'asile, beaucoup peuvent vivre au dehors, mais la plupart ont besoin d'être soutenus par une main secourable. Exclus de l'école, comme de la caserne, de l'hôpital où l'on n'admet que des maladies aiguës, comme de l'hospice où l'on ne reçoit que des incurables, comme de l'asile où l'on n'accepte que des aliénés, il faut que la société leur vienne en aide en leur permettant de s'instruire pendant leur enfance, en les plaçant ensuite dans des familles honorables dès qu'ils peuvent rendre quelques services, en les hospitalisant quand ils ont besoin d'un traitement ou d'une surveillance continuels, dans des asiles lorsqu'ils sont dangereux ou déments.

L'un des dangers les plus graves et les plus fréquents que puissent courir les épileptiques, c'est celui de se blesser ou de se brûler lorsqu'ils tombent en attaque. Voici un exemple au milieu de bien d'autres : Une demoiselle U..., dont ma mère a beaucoup connu la famille, était faible d'esprit et atteinte du mal comitial. Elle avait jadis occupé une certaine situation, puis était tombée dans la misère par suite de l'inconduite de son père. Ses frères et sœurs étaient morts en bas âge, sauf deux ; l'une était mariée et était, paraît-il, assez intelligente ; l'autre était domestique et, quoique plus intelligente que notre malade, elle était malgré cela une arriérée. Un certain soir, la pauvre épileptique, en allumant une lampe, fut prise d'une crise : la lampe se renversa, le pétrole qu'elle contenait prit feu, la malade fut brûlée assez grièvement, les voisins lui portèrent secours, on éteignit le commencement d'incendie. Mademoiselle U... fut transportée dans un hôpital, puis évacuée sur la Salpêtrière où elle est restée de longues années.

Souvent les épileptiques ont un facies assez spécial ; l'asymétrie de leurs traits était considérée par Lasègue comme corrélative à celle du trou occipital qui pour l'éminent clinicien de la Pitié était la caractéristique anatomique du morbus sacer. Aujourd'hui on ne considère cette difformité que comme un stigmate physique de dégénérescence. De plus très fréquemment l'épileptique a un regard particulier, indéfinissable mais facile à reconnaître.

Ajoutons aussi que quoique on en dise, le traitement a une action réelle sur l'épilepsie : la valeriane et surtout les bromures alcalins ; non pas sans doute sur les formes graves que l'on observe aujourd'hui dans les asiles, mais dans les formes moyennes ou bénignes de l'épilepsie dite essentielle. Parmi les méthodes les plus fertiles en résultats; citons celle déjà ancienne de l'association des bromures alcalins (potassium, sodium, ammonium) préconisée par le professeur Ball, que ce maître éminent appelait la médication polybromurée la méthode plus récente de Toulouse et Ch. Richet qui consiste à remplacer le sel marin des aliments par une quantité corrélative de bromure de sodium ou de potassium, celle du professeur Bechterew de Saint-Pétersbourg association de l'Adonis vernalis et des bromures, celle du professeur Flechsig (de Jena) association de l'opium et du bromure, etc.

Toutes ces indications ne sont que palliatives, quelques cas de guérisons authentiques se rencontrent seulement de temps à autre, mais ne sauraient constituer la règle. Donc toute sa vie l'épileptique aura besoin d'être soutenu, ce qui ne veut pas dire hospitalisé : les formes bénignes, les plus communes heureusement, permettent le placement familial : ce mode d'assistance moderne si bien étudié en France par l'éminent docteur Armand Marie et qui commence à se répandre chez nous et à l'étranger ; l'avantage principal de ce traitement est de sauvegarder à la fois et la dignité de l'individu et les finances publiques, c'est le plus économique comme le plus digne qu'a la Société de pourvoir au sort de ceux qui ne peuvent vivre sans tutelle, c'est ce procédé bien régularisé et bien contrôlé qui a permis aux pupilles de l'Assistance publique de vivre de la vie de tous et devenus adultes d'être dans la même situation que les autres citoyens. Mais pour que l'épileptique soit accepté dans les familles autrement que comme un paria, il faut que dans l'école des arriérés, on lui ait appris à travailler et qu'il puisse contribuer à l'aisance du nourricier qui voudra bien se charger de lui.

CHAPITRE VIII

Les causes de la dégénérescence

Bien que les causes qui influent sur le développement de la dégénérescence aient été indiquées bien des fois par les auteurs les plus autorisés et les plus éminents, je crois devoir, M. le Préfet, ne point les passer sous silence, et montrer que les unes ne disparaîtront jamais, car elles sont inhérentes à la nature même de l'homme, que d'autres pourraient disparaître si l'hygiène venait à faire d'immenses progrès dans les populations des villes et des campagnes ; aussi bien chez les mieux partagés de la fortune que chez les plus humbles des prolétaires, enfin qu'il en est d'autres qui doivent leur origine aux conditions modernes de l'État et des particuliers, à l'organisation du travail ; chez ceux-ci, à moins d'un bouleversement général des conditions politiques, économiques et sociologiques actuelles, on ne peut prévoir que leur augmentation.

Remarquons qu'il y a toujours eu des dégénérés ; selon Binet Sanglé, Saül et Samuel, ces deux personnages si lointains de ce que naguère encore on appelait l'histoire sainte, appartenaient à cette classe : pour Saül la démonstration est probante. Ce n'est point hier que Leuret (1834) a montré le rôle de la folie dans l'histoire de ce peuple juif qui a conservé jusqu'à nos jours (Pilz) le privilège d'avoir une prédisposition toute spéciale pour l'aliénation mentale ; ces prophètes couverts de cendres qui pleuraient en présageant de sombres événements étaient plus que des prédisposés, c'étaient des aliénés. (Jérémie Ezéchiel).

Je ne parlerai pas de la longue série des empereurs de Rome qui tous étaient des tarés ; depuis Jules César qui était, dit-on, épileptique, Auguste chez qui la conscience morale présentait tant de lacunes, et Tibère, l'homme des délices de Caprée, jusqu'aux aliénés proprement dits Néron, Domitien, Elagabal ; ce n'est point ici le lieu de faire leur histoire, mais celui d'indiquer le rôle immense que la maladie jouait dans leur existence et comment elle explique si souvent tant de faits qui ont paru si longtemps étonner l'Univers.

Que penser de l'état psychique et de la valeur éthique de la société dont Pétrone nous a laissé la description dans le Satyricon ; que penser aussi du rôle immense de la thaumaturgie renaissante au moment précis où mourait le paganisme.

Mais, plus tard, quel rôle immense a la dégénérescence dans l'extinction de ces races barbares dont la puissance ne survécût pas deux générations à la conquête des riches provinces de l'Empire expirant ; et, de même, peu après, dans l'immense poussée de l'Islam à la conquête du monde. Plus tard, n'étaient-ce point des folies collectives, des folies des foules comme les appelle Sighele, certaines de ces hérésies qui rêvaient de reconstruire dans notre Occident la civilisation ou plutôt la barbarie hébraïque : genre d'illuminés dont on trouve encore aujourd'hui des exemples dans les mormons de Salt Lake City et chez ce prophète dont, il y a quelques jours à peine, les journaux rapportaient les exploits.

Quel rôle important a joué la folie au xive et au xve siècle. Fou, le roi de France Charles VI, fou le roi d'Angleterre, folie toutes les épidémies mentales qu'a racontées Michelet, les danses de Saint-Guy, les danses macabres, les sorcelleries. Citons encore les détraqués de tous genres qui racontaient les sabbats auxquels ils n'avaient pas assisté et le sombre et sadique maréchal de Retz, l'original de Barbe Bleue, et Louis XI, le mélancolique habitant de Plessis-lès-Tours, et Charles VIII, l'étourdi du château d'Amboise, rappelons les horreurs de la Jacquerie, et les grandes compagnies dirigées par un prêtre, Arnauld de Cervolles, la cour pontificale d'Alexandre VI, Borgia... et plus tard, au xvi° siècle, Henri III, ses mignons et ses flagellations succédant à Charles IX l'halluciné ;... et la tragique histoire des descendants de Charles-Quint.. Au xvii° siècle ne parlons pour ne pas nous étendre indéfiniment sur cette lugubre nomenclature que des Ursulines de Loudun et d'Urbain Grandier (Gilles de la Tourette) et de sœur Sainte-Colombe (Barbe Buvée) dont le docteur Samuel Garnier a rapporté l'histoire et la lugubre affaire des poisons si mal connue encore aujourd'hui et dans laquelle semblent compromis les plus grands noms de l'époque. C'est là, et dans les mémoires de Saint-Simon qu'il faut se rendre compte des tares de ce siècle trop vanté ; au xviii° siècle signalons au début les couvulsionnaires de Saint-Médard, à la fin, le baquet de Mesmer et l'influence de certains prédisposés dans les événements de la révolution (Marat, Théroigne de Méricourt). C'est peut-être la psychologie morbide qui donnera la véritable explication de faits encore incompréhensibles tels que les massacres de Septembre que la Contre-Révolution jette sans cesse à la face des amis du progrès, du droit et de la justice. Il est facile de répondre par d'autres faits analogues où leurs amis ne jouent pas précisément le beau rôle ; mais on peut répondre aussi que, toutes les fois qu'il y a dans la société un trouble quelconque il monte à la surface des éléments cachés en temps ordinaire qui n'ont pas la notion de la valeur de leurs actes. Ce sont les honnêtetés chancelantes qui au lendemain des batailles retournent les poches des morts, ce sont les exaltés qui, ne tenant compte d'aucune objection, d'aucunes convictions sinon des leurs marchent droit devant eux sans s'arrêter devant aucun obstacle, et qui détruiraient l'humanité pour assurer son bonheur.

Donc, il y a eu toujours des détraqués, des fous, des dégénérés, y en a-t-il plus qu'autrefois : la question est difficile à résoudre. Mais la réponse est certainement affirmative comme nous le verrons plus loin ; insistons sur ce point : l'augmentation n'est point aussi accentuée que le professent certains auteurs, il est impossible de connaître le nombre même approximatif des dégénérés, mais on connaît à une unité près le nombre des individus internés et celui des condamnés de droit commun : ont-ils augmenté autant qu'on le prétend, c'est ce que nous allons étudier dans les pages qui suivent.

Certes, au premier abord l'augmentation des aliénés paraît formidable ; sans sortir de l'asile de l'Yonne, lorsque le Dr Girard de Cailleux a pris possession du poste nouvellement créé de médecin-directeur (1840), il n'y avait qu'une quarantaine de malades dans l'établissement : aujourd'hui il y en a 620 environ, c'est-à-dire 15 fois 1/2 plus ; cet accroissement énorme, colossal, n'est heureusement qu'apparent.

Tout d'abord 130 environ sont hospitalisés aux frais du département de la Seine ; ils ne proviennent donc pas de l'Yonne et ne sauraient compter dans le nombre des victimes que la folie fait dans le département. Nous devons ajouter aussi que l'ancien hôpital général ne prenait que les aliénés interdits, c'est-à-dire ceux qui « sont dans un état habituel d'imbécillité, de démence ou de fureur » et non toutes les formes de folie possible : d'où cette conclusion que l'on n'hospitalisait pas les cas aigus, les malades tranquilles, le plus grand nombre de ceux qu'on appelait alors les monomaniaques. De plus, l'établissement ne recevait que jusqu'à concurrence du nombre de places disponibles affectées à chacun des arrondissements du département. Quelque soient d'ailleurs les conditions de paiement du placement, on n'acceptait ni les idiots, ni les épileptiques, souvent aussi on refusait des aliénés dangereux parce que les familles ne pouvaient pas prendre les frais du jugement d'interdiction à leur charge ; l'assistance judiciaire n'existant pas alors, le département ne voulait pas se charger de la dépense. De plus, un réglement draconien qui ne fut abrogé que plus tard n'admettait pas que les malades eussent des chambres particulières, c'est-à-dire qu'il n'y avait pas d'aliénés de classes à régime spécial qu'évidemment les familles plaçaient ailleurs. On n'admettait pas alors dans les services d'aliénés une foule de vieillards dont les facultés intellectuelles étaient affaiblies : on ne les considérait point comme aliénés au sens propre du mot. A un autre point de vue, on répugnait beaucoup plus que maintenant à placer quelqu'un dans un asile. Autrefois c'était une tare indélébile que d'être aliéné. Aujourd'hui on tend de plus en plus à ne considérer l'aliéné que comme un malade. La justice répugnait à faire bénéficier les inculpés de l'art. 64 du Code pénal, tandis qu'aujourd'hui bien des individus qui autrefois eussent été frappés d'une condamnation plus ou moins sévère sont renvoyés indemnes de toute poursuite. Voici toute une série de causes convergentes qui justifient une augmentation très considérable du nombre des internés. Je crois devoir aussi vous signaler une autre cause agissant dans le même sens : les aliénés livrés à tous les hasards de la vie libre, ne s'appliquant à aucun travail régulier, étant sans cesse taquinés, avaient beaucoup plus de chance de mourir jeunes que ceux qui sont traités dans les asiles où le calme, la régularité, la douceur permettent de prolonger l'existence au-delà même de la moyenne ordinaire. Ceci posé, il n'en reste pas moins vrai que l'aliénation mentale a augmenté de même que la dégénérescence pendant les cinquante dernières années.

Pour la criminalité la question est bien plus complexe : car bien des choses sont changées dans cet ordre d'idées depuis un demi-siècle : la législation est devenue plus indulgente qu'autrefois. Le Code pénal de 1832 modifié à différentes reprises est moins rigoureux que celui de 1810 et même que celui de 1791 : la création des circonstances atténuantes, l'affaiblissement de la répression, la loi de sursis etc., ont modifié jusque dans leur essence même les principes de notre législation pénale. Mais cependant sans avoir de chiffres sous les yeux nous pouvons affirmer que le nombre des inculpés diminue mais que les criminels sont plus jeunes et les récidives plus fréquentes qu'autrefois. Depuis quelques années bien des sessions d'assises, même à Paris, n'ont point eu lieu faute d'accusés.

Certains crimes autrefois fréquents, ont disparu ; les empoisonnements deviennent de plus en plus rares ; les bandes armées, qui, autrefois, terrorisaient des départements entiers ou empêchaient les transactions commerciales, ont été rejoindre les diligences qu'elles arrêtaient. On n'est plus obligé de créer des tribunaux criminels extraordinaires, de mobiliser, contre elles des régiments entiers. On n'a plus besoin d'entreprendre contre les brigands de véritables guerres comme aux temps des chauffeurs. Dans les grandes villes, et particulièrement à Paris on a des bandes d'apaches qui terrorisent un quartier, mais, ce n'est pas comparable à ce qu'on voyait autrefois, quoiqu'on en puisse dire. Les assassinats sont certainement moins fréquents que jadis, mais bien des attentats contre les propriétés, contre les mœurs, et même contre les personnes, sont aujourd'hui correctionnalisés.

Abyssus abyssum invocat : la récidive augmente dans d'énormes proportions. Voici d'après la statistique de l'Administration pénitentiaire pour 1901 le nombre des récidivistes des maisons centrales de détention.

Nombre total des prisonniers présents au 31 décembre 1901. 6097 hommes, 708 femmes.

	Hommes	Femmes
Relégables (loi du 27 mai 1885). . . .	499	72
Récidivistes (art. 56, 57 et 58 du Code Pénal), déjà condamnés 1 fois. . . .	477	20
— — 2 fois. . . .	260	12
— — 3 fois. . . .	181	9
— — 4 fois. . . .	120	4
plus de 4 fois. . . .	519	36
Individus non récidivistes ayant été déjà condamnés antérieurement : 1 fois. .	566	85
2 fois. .	450	37
3 fois et plus.	1.141	68
Individus ayant été détenus dans les établissements d'éducation correctionnels déjà compris dans ce tableau. . . .	260	6
Non compris dans ce tableau.	40	1
Total des individus ayant des antécédents judiciaires.	4.253	344

Soit pour les hommes 69 o/o et pourles femmes 49 o/o
Il en est de même au dépôt des forçats de l'île de Ré.

Présents au 31 décembre 1901 120

Relégables (ayant encouru la relégation avant leur
dernière condamnation loi du 27 mai 1885) 18

Récidivistes (art. 56, 57, 58 du Code pénal).

Déjà condamnés une fois. 10

— 2 — 8

— 3 — 3

— 4 — . . . . »

— plus de 4 fois. 1

Individus non légalement récidivistes déjà condamnés antérieurement : une fois 12

2 — 7

3 fois et plus 19

Individus élevés dans les maisons d'éducation correctionnelle déjà compris dans les groupes précédents . 2

Non compris dans ces groupes . . . . »

Total des individus ayant des antécédents judicaires. 80

soit 2/3 ou 66 o/o

Ce qui est intéressant c'est qu'une constatation très analogue
peut-être faite pour les établissements dits d'éducation correctionnelle que nous étudierons dans le chapitre suivant. Voici
un tableau qui indique ces faits ; je dois faire remarquer que la
loi ne permet pas de reléguer les mineurs de 21 ans (loi du 27
mai 1885, art. 6).

	Garçons	Filles
Nombre total des jeunes détenus au 31 décembre 1901.	3.568	4.258
Nombre des jeunes détenus qui avant leur entrée avaient déjà été envoyée en correction.		
Une fois	390	448
2 fois	110	121
3 fois	37	48
4 fois	17	29
5 fois et plus	19	34
Total.	581	680
o/o	16	15

Ainsi, dès le jeune âge, la récidive est extrêmement fréquente et certes beaucoup plus qu'autrefois. Pour le nombre des condamnés dans les prisons de longues peines il y a diminution d'année en année aussi bien pour les hommes que pour les femmes. Voici les chiffres des derniers exercices publiés en 1900 et 1901. Du reste, la diminution est telle qu'on a pu fermer l'importante maison de Gaillon parce que les autres établissements similaires étaient plus que suffisants pour les besoins du service (30 septembre 1901).

	1900		1901	
	Hommes	Femmes	Hommes	Femmes
Population restant au 31 décembre précédent.	7.268	852	6.802	801
Entrées pendant l'année.	3.273	343	3.268	261
Total . . .	10.541	1.195	10.070	1.062
Sorties pendant l'année.	3.739	394	3.973	354
Reste au 31 décembre.	6.802	801	6.097	708
Diminution en fin d'année 1901			705	93
Soit o/o.			7	8,75

Il en est de même dans les prisons de courtes peines. Le nombre total des entrées pendant l'année 1901 a été de 178.890 hommes et 113.675 femmes, celui des sorties de 179.973 hommes et de 114.016 femmes. Donc la diminution s'élevait au 31 décembre 1902 à 1.088 hommes et 351 femmes.

Mais à un autre point de vue, la statistique permet de faire des constatations qui, pour n'être pas toujours très neuves, ne laissent pas que d'être intéressantes. Dans les prisons des longues peines ce qui frappe, c'est l'âge de moins en moins élevé des condamnés hommes.

Pour 100 condamnés entrés en 1900, 9.16 étaient âgés de 16 à 20 ans et 23.77 de 20 à 25 ans ; l'année suivante, 9.01 appartiennent à la première catégorie et 25.50 à la seconde ; ce fait du « rajeunissement des cadres de l'armée du crime » est un des phénomènes sociologiques les plus remarquables de notre époque : les criminels les plus audacieux et les plus dangereux sont les plus jeunes (Paul Garnier). Chez la femme, c'est le contraire qui s'observe : nos détenues de maisons centrales sont vieilles, et la moyenne de l'âge augmente. 49.93 o/o, soit moitié en 1900 avaient de 3o à 5o ans ; ce nombre était encore dépassé l'année suivante, 52.68 o/o : c'est que la prostitution comme je l'ai dit ailleurs, qui n'est pas à proprement parler un acte délicteux par lui-même, mais simplement un fait de parasitisme social remplace chez la femme la délinquence proprement dite. L'école italienne assimile d'une façon complète la prostitution à la délinquence (Lombroso et Ferrero).

Maintenant que nous avons démontré que la folie augmente et que la criminalité, en général, paraît être en voie de régression que celle des jeunes gens augmente et que le nombre des récidivistes s'accroit dans des proportions inquiétantes ; nous devons nous demander pourquoi il en est ainsi ; pourquoi la dégénérescence qui est la source commune où viennent s'alimenter les asiles et les prisons est en voie d'augmentation.

C'est qu'une foule de périls que ne connaissaient point nos pères sont venus nous assaillir de toutes parts ; au fléau si redoutable de l'alcoolisme, s'ajoute celui de l'industrialisme, de l'émigration continuelle des campagnes vers les villes, du recul de l'âge moyen du mariage, de la sélection à rebours qu'exerce la loi militaire, celui momentanément enrayé de la tuberculose, et celui de la syphilis que rien n'arrête : tout cela pèse lourdement sur nous.

Nous allons maintenant passer en revue les différentes causes de cet appoint relativement récent, indiquer parmi ces dangers, ceux que l'on peut atteindre et hélas! aussi montrer qu'ils sont, pour la plupart, le résultat fatal de l'évolution politique et économique actuelle, évolution qu'il n'appartient ni au législateur, ni à l'hygiéniste de modifier : elles constituent une des parties les plus importantes de la question sociale dont l'existence, aujourd'hui, est indéniable.

L'alcoolisme est le plus connu des facteurs d'hérédité pathologique. Legrain est celui qui en a montré le mieux toute l'importance. Notre excellent collègue R. Leroy (d'Evreux), a établi le bilan de ce que coûte à la Normandie l'extension toujours croissante de la consommation des boissons distillées. Je puis assurer de visu qu'il n'a rien exagéré. Le fléau de l'alcoolisme a heureusement épargné nos campagnes bourguignonnes, ou plutôt il est moins répandu qu'ailleurs parce que dans nos pays, le cultivateur ne consomme guère que du vin et du marc qu'il a brûlé lui-même : l'alcool vinique est le moins toxique des alcools (Joffroy, Anthcaume et Serveaux). Mais cependant nous n'en sommes pas exempts : car bien des personnes qui ont contracté ailleurs les habitudes d'intempérance et l'usage des boissons à essence (absinthe, vermouth, vulnéraire) en continuent ici l'usage.

Au Congrès criminologique d'Amsterdam, mon excellent maître, M. le docteur Paul Garnier, a montré que : « 1° l'étude scientifique des phénomènes dégénératifs produits sur l'individu ou sur sa descendance par l'alcoolisme, le dénonce comme l'un des plus puissants facteurs de la criminalité. Cette intoxication réalisant ici, par une excitation anormale ou une régression morale, l'aptitude au crime comme d'ailleurs elle aboutit à ruiner le corps ou l'intelligence ; 2° de l'ensemble des statistiques on peut conclure que dans la proportion de 65 o/o environ, l'alcool a été l'agent direct ou indirect du crime. » Notre maître a emprunté le tableau suivant au docteur Baer, médecin de l'établissement de Plotzensée.

Tableau I. — Délits légers

Délits	Nombre global	Pourcentage	
		buveurs occasionnels	de profession
Vols.	3.282	32 63.5	36.5
Lésions corporelles . .	1.133	65.4 81.1	18.9
Escroquerie.	786	25 57	43
Rébellion	652	76.5 89	11
Troubles à la paix du ménage	411	542 94	6
Délits contre mœurs. .	200	77 73	267
Divers	932	52.5 70	30

Tableau II. — Délits graves

Assassinat	514	44	58.6	41.4
Meurtre.	348	63	58.6	41.4
Tentatives de meurtre .	252	51	61	40
Brigandage.	898	69	57	43
Vol	10.033	52	48	52
Lésions corporelles . .	773	74.5	73	27
Incendie.	804 .	47.6	48	52
Parjure	590	26.6	52	46
Délits contre mœurs . .	954	60	61	39

« Le capitaine Broocks, directeur d'une école pénitentiaire où l'on reçoit des enfants vicieux et incorrigibles, estime que 29 o/o de ces jeunes pervers doivent leur situation aux habitudes ébrieuses de leurs parents et croit que, en approfondissant minutieusement cette enquête, cette proportion serait doublée. »

Il faut ajouter que souvent les dégénérés ont une propension naturelle à abuser des liqueurs fortes et que l'alcool agit à la fois chez eux comme cause et comme effet. Mon maître, le docteur Garnier, a montré dans plusieurs publications et notamment dans son livre « La Folie à Paris » l'effroyable progression ascendante que la folie alcoolique a subie à Paris depuis trente ans ; ces dernières années, il y aurait semble-t-il, une légère amélioration à ce point de vue : je ne reproduis point ici ses statistiques parce que les faits qu'il a été le premier à mettre en lumière sont aujourd'hui vulgaires, grâce à l'habile propagande des sociétés de tempérance à la tête desquelles brillent les docteurs Legrain et Antheaume. Nous devons cependant dire quels qu'aient pu être chez nous les progrès de l'alcoolisme si bien étudiés il y a trente ans par le sénateur Claude (des Vosges), jamais on n'a vu les spectacles répugnants que la pudique Albion donne dans les quartiers les plus pauvres de ses villes industrielles ; il est dans le caractère des Français de se dénigrer eux-mêmes, mais, chez nous quoiqu'il en soit, il n'y a rien de comparable aux abords de White-Chapell.

Le dix-neuvième siècle qui vient de finir a vu s'accomplir le plus important des phénomènes économiques des temps modernes : la vapeur a transformé les conditions de la vie sociale ; on fait plus de chemin aujourd'hui en une journée qu'autrefois en dix ; les transports coûtent aujourd'hui le dixième de ce qu'ils coûtaient, il y a seulement cent ans. Qu'en est-il résulté ? C'est que, malgré les tarifs protecteurs de la douane, des régions éloignées de la Hongrie, de la Russie, de l'Amérique, on a pu amener le blé sur nos marchés et le vendre moins cher que nous ne pouvons le faire ; c'est qu'aujourd'hui, on nous apporte à des prix fabuleusement bas des bœufs de l'Amérique du Sud, et que nos cultivateurs ne trouvent plus à gagner leur vie en élevant du bétail ; c'est qu'une foule de fléaux ont détruit les vignes, richesses de nos pays ; c'est que notre industrie française, si fière du cachet artistique de ses produits, a été obligée de fabriquer à bas prix, sans se préoccuper de la qualité ; c'est que de puissantes compagnies ont remplacé les petits patrons, incapables de lutter sur les marchés du monde avec les trusts américains : c'est que le paysan a quitté le champ qui ne le fait plus vivre pour aller à la ville se tuer pour gagner juste de quoi ne pas mourir de faim dans ces immenses usines, où l'homme n'est plus qu'une bête de somme qui doit beaucoup produire, dut-il en mourir. La femme a suivi l'homme dans ces fournaises, elle a négligé son enfant, elle a négligé son ménage ; on a été obligé d'aller se nourrir au restaurant, qui est toujours doublé d'un cabaret.

Le métier n'est bien souvent que pénible, et celui qui a de la conduite peut arriver à subsister tant bien que mal s'il est vigoureux, si aucune mauvaise chance ne le rend ni tuberculeux ni syphilitique ; il pourra donner naissance à un enfant sain, et, avec les facilités qui existent aujourd'hui, tant pour la première que pour la seconde enfance, il pourra l'élever, en faire un honnête homme, et avoir la plus pure joie qui soit donnée sur terre : être heureux en regardant son fils grandir. Mais ce n'est pas le lot de tous ; la liste est longue des mauvaises chances ; outre les accidents du travail dont une loi récente a cherché à pallier les tristes résultats, il y a la tuberculose, dont nous parlerons dans un instant ; il y a surtout les maladies causées par le travail : intoxications ou maladies proprement dites ; jusqu'à présent, chez nous, les incapacités de travail qui en sont le résultat ne sont point l'objet de la prévoyance sociale : ils ne sont que celui de la prévoyance individuelle.

Si le mal se bornait au malheureux qui est atteint, ce serait triste ; mais ce qui est navrant, c'est que, dans beaucoup de professions, l'homme le plus sobre, le plus prévoyant, le plus soumis aux règles de l'hygiène, peut transmettre à son enfant une tare dégénérative qui peut le conduire à l'asile d'aliénés ou à la prison. Quelle longue liste est celle que l'on trouve dans tous les traités d'hygiène indiquant la liste des professions sujettes à l'intoxication saturnine (par le plomb) : peintres, imprimeurs, fabricants de verre mousseline, graveurs, etc., etc. ; il y en a plus de cent ; il y a encore ceux qui sont soumis à l'intoxication mercurielle (chapeliers, doreurs), à celle du sulfure de carbone (industrie du caoutchouc), et à celle de l'arsenic (fabricants de papiers peints, etc.). Et aujourd'hui, bien des travaux de cette lugubre liste exercés par des femmes les prédisposent aux fausses couches, empoisonnent et tarissent leur lait ; n'avons-nous pas des imprimeuses, des ouvrières en accumulateurs électriques ? Nous devons, cependant, reconnaître que rien ne prouve la fréquence de l'avortement et des infirmités chez les ouvrières des manufactures des tabacs, et que, depuis que l'État a succédé à la Compagnie fermière des allumettes, on ne voit plus la terrible nécrose phosphorée chez les ouvriers qui y travaillent (Courtois-Suffit). Le blanc de zinc prend de jour en jour, dans la peinture en bâtiment, la place que lui laisse la dangereuse céruse..., et il faut espérer, que peu à peu, les intoxications professionnelles, grâce aux progrès de l'industrie et de l'hygiène, n'entreront plus en ligne de compte.

Un autre fléau fait chez nous de grands ravages : c'est la syphilis ; il faut du courage pour parler de cette maladie ; elle a si mauvaise réputation, elle est « honteuse » ; c'est pour

cela qu'on la cache, qu'on ne la soigne pas, qu'on la trans-
met fidèlement comme un trésor à ses descendants, qu'on
la néglige, pour qu'un jour elle vous conduise sûrement à ses
formes graves, à l'ataxie locomotrice ou à la paralysie générale
des aliénés. Quelle conception! Nous reconnaîtrons, avec les
théologiens, qu'il est bon de vaincre ses passions et de ne pas se
laisser dominer par elles ; mais enfin, la sagesse n'est que le lot
d'un petit nombre, et combien de pseudo-moralistes, qui jettent
un voile pudique sur la syphilis, ont des vices bien plus
immondes que ceux qui se sont exposés à la contagion véné-
rienne. Car, il n'est pas besoin d'être un débauché pour con-
tracter cette maladie : il suffit d'une fois, aussi faut-il que celui
qui, au temps de sa jeunesse, ne s'est pas exposé une seule fois
à ce danger, soit le premier à plaindre et non à blâmer celui qui
n'a pas eu le même courage que lui... Souvent, une heure de
passion ou de lubricité empoisonne une vie entière, et, souvent
même, cette heure n'a pas existé, car on contracte la syphilis
ailleurs qu'au lupanar ; bien souvent un verre sale, le baiser
d'un frère, la caresse d'un enfant, l'accomplissement du devoir
conjugal, l'allaitement d'un nouveau-né, suffisent à contagion-
ner : c'est la syphilis imméritée du professeur Fournier, et elle
explique 7 °/₀ des cas de la maladie. Le même auteur a décrit,
dans plusieurs volumes, tous les accidents auxquels sont exposés les descendants des syphilitiques, tant au point de vue des
organes qu'à celui de l'intelligence.

La tuberculose, autre fléau social se multiplie de plus en
plus : au temps de Louis (1825), elle tuait le quart des générations
humaines, elle en tue aujourd'hui plus du tiers surtout là où
manquent l'air et la lumière, partout où il y a encombrement
elle se développe avec une incomparable facilité. Chaque année
plus de 150.000 personnes succombent en France à ce terrible
mal ; c'est une population égale à celle du Havre (Brouardel).
La phtisie est particulièrement fréquente dans les filatures de
lin (Romme) ; elle frappe surtout les agglomérations, les écoles
de tous ordre, les bureaux, ceux de la poste en particulier, les
études, les ateliers les plus divers. D'après un document offi-

ciel 2.189 militaires ayant moins d'une année de service ont été réformés pour cette cause. 1.446 autres ont été mis en réforme temporaire pour le même objet par les commissions spéciales de réforme qui ont siégé en France, en Algérie et en Tunisie du 15 novembre 1898 au 15 novembre 1899, soit donc 3.635 hommes qui étaient exempts de tuberculose au moment de leur incorporation qui avaient été reconnus tels par des médecins instruits et expérimentés et qui sont rentrés dans leur famille semer la contagion. Dans la marine nationale il en est de même; 463 hommes ont quitté le service pour tuberculose pulmonaire pendant l'exercice 1898 ; nous ne parlons pas des morts. Le corps des gardiens de la paix de Paris (Laudouzy) si soigneusement recruté, bien vêtu, bien traité, peu surmené en temps ordinaire a, en dix ans (1890-99) sur un effectif moyen de 7.678 gardiens eu 230 cas de réforme et 244 cas de décès par tuberculose. Dans les prisons, les asiles d'aliénés (Brouardel),les hôpitaux (Letulle), il y a de véritables foyers de contagion.

Si l'on tient compte de l'excitabilité génitale toute particulière que les phtisiques ont pendant les premiers stades de leur maladie, que de dégénérés ne procréent-ils pas ?

Le surmenage physique ou intellectuel produit bien souvent lui aussi des maladies qui secondairement retentissent sur la décadence.

Une cause des plus importantes qui explique un très grand nombre de cas de dégénérescence : ce sont les mariages tardifs. Autrefois au temps où le cultivateur ne quittait pas son pays, il avait tout intérêt à fonder le plus tôt possible une famille ; à un âge où la passion domine encore l'homme, le malthusianisme ne se pratique pas encore ; de plus les infirmités qui plus tard viennent nous assaillir au déclin de la vie n'existent point encore à l'aurore tandis qu'aujourd'hui chacun ne veut « s'établir » que lorsqu'il a une situation « posée », acquise. Mais alors le malthusianisme volontaire ou non apparaît, les infirmités existent, les folies de la jeunesse s'expient durement, les enfants sont moins bien doués physiquement et mentalement ; les manœuvres abortives se pratiquent même dans les ménages

5

légitimes, même dans les familles les plus aisées et Bourneville a pu citer des cas d'idiotie dus à des manœuvres abortives de la mère.

La France, autrefois, pour acquérir la prééminence dans le monde, aujourd'hui pour garder sa place au milieu des nations, étendre la sphère de son influence et ouvrir de nouveaux débouchés à son commerce est obligée d'entretenir une nombreuse armée. C'est une des nécessités de l'heure présente à laquelle nous ne devons pas nous dérober sous peine de dépérir ; nous devons à nos enfants de leur transmettre intact l'héritage de gloire que nous avons reçu de nos pères ; mais la gloire a eu son revers ; l'épouvantable saignée d'un million d'hommes qu'ont coûté les guerres de Napoléon a été pour la race un phénomène de sélection à rebours dont nous ressentons encore aujourd'hui les conséquences ; il ne disparaît pas en quinze ans un tel nombre d'hommes jeunes et vigoureux sans que la vitalité du pays en soit atteinte. Que de sang nos colonies, l'Algérie, France Méditerranéenne, Madagascar, France Equinoxiale le Tonkin, le Dahomey n'ont-elles pas coûté. Combien aussi, la défense sacrée de la Patrie au jour de nos malheurs, celle non moins importante de nos intérêts économiques ; et le vieux prestige que nos ancêtres nous ont laissé aussi bien dans l'Asie antérieure qu'en Extrême-Orient. Loin de moi la pensée que nous devions oublier les intérêts qui depuis des siècles ont été confiés à notre honneur, mais le devoir de l'hygiéniste est de dire ce que nous a coûté l'accomplissement de tant de traits d'héroïsme et d'en limiter le plus possible les effets désastreux. Combien sont morts héroïquement frappés d'une balle, combien sont rentrés chez eux glorieusement mutilés, combien aussi, rongés par la fièvre, minés par la maladie ont traîné une existence précaire. Combien aussi hélas ! victimes de leur imprudence ont contracté dans les camps la tuberculose, la syphilis ou des habitudes d'intempérance !

Pendant ce temps, les malingres, les chétifs, les lâches qui se dérobaient à prix d'argent ou autrement au devoir militaire trouvaient le champ libre, se mariaient et procréaient des êtres

qui leur ressemblaient et contribuaient eux aussi à abâtardir
la race.

Le mariage consanguin est rare, il est vrai, mais il est le plus
souvent désastreux ; sans doute lorsque les deux conjoints sont
également sains, lorsqu'ils ne présentent pas la moindre tare,
ces mariages peuvent-être heureux, et les enfants sains et
vigoureux. C'est ainsi que cela existe dans la population de
Batz citée par Auguste Voisin. Mais si la moindre tare existe,
elle prend tout de suite une importance capitale, et la descendance est abâtardie : je citerai deux exemples que j'ai étudiés
tout spécialenent. M. X... de souche arthritique épouse
une de ses cousines-germaines de même constitution, il en a cinq
enfants, deux sont des imbéciles qu'on a dû interner — une
fille épouse un de ses cousins éloignés, meurt tuberculeuse,
elle a deux enfants, une fille morte tuberculeuse et une bizarre
— un quatrième fils mène une existence assez décousue, se livre
à l'alcoolisme et épouse une aventurière, enfin le cinquième
qui vit encore à 78 ans actuellement : c'est un dégénéré, un
original, et durant toute sa vie un valétudinaire, il a épousé
une femme saine dout il a eu 9 enfants, 4 seulement survivent,
un de ces enfants est exalté par la politique et son exaltation
semble morbide.

Voici un deuxième exemple plus typique encore. Le fils d'un
normal et d'une bizarre qui ne présente pas de trouble mental,
épouse vers 5o ans, une de ses nièces, fantasque, détraquée,
hypocondriaque. Deux enfants naissent de ce mariage : l'un est
un dément précoce, l'autre, après avoir donné dans sa jeunesse
de très belles espérances, occupe une situation très inférieure
dans l'enseignement public et donne des signes d'inconscience
morale tels qu'ils font craindre à tout instant l'explosion
d'un esclandre. Là en effet s'ajoute à la tare originelle l'influence de la « disproportion de l'âge des géniteurs ». Donc, le
législateur a bien fait, aussi bien en se plaçant au point de
vue des convenances sociales qu'à celui des règles de la bio-
logie, d'interdire les mariages entre « oncle et nièce, tante
et neveu » (Code civil 163) et nous jugeons que la loi du 16

avril 1832 a eu tort de permettre à l'autorité civile de dispenser
« pour des causes graves » certaines personnes de l'observance
de cette règle de haute hygiène sociale car, si la loi civile se
laisse fléchir, rien ne prouve qu'il en sera de même de la loi
naturelle. La loi du 16 avril 1832 n'est juste au point de vue
des sciences biologiques que lorsqu'elle lève l'interdiction
motivée uniquement par des conventions sociales (dans les cas
de mariage entre beau-frère et belle-sœur).

Nous ne voulons pas dire que toujours les phénomènes
régressifs de la dégénérescence se produiront chez les enfants
des différentes catégories d'individus que nous venons d'étudier ;
car nous ignorons les lois qui régissent les retours ataviques,
et quelle est l'influence du conjoint sain sur le développement de l'enfant. Nous disons seulement que dans les cas
précités des tares peuvent se produire, loin de nous la pensée d'affirmer qu'elles se produiront nécessairement. La biolo-
gie n'est pas encore assez avancée pour qu'on puisse prévoir
à l'avance tous les phénomènes, mais ils peuvent se produire :
on doit donc lutter pour les empêcher. Dans la nature, les phénomènes ne s'enchaînent pas aussi rigoureusement que dans
les œuvres de Zola ; le roman scientifique est un leurre, aussi
bien lorsqu'il traite des phénomènes de la vie que lorsqu'il
s'empare des sciences physico-chimiques.

C'est aussi bien au nom de la science qu'au nom de l'humanité que nous repoussons les derniers remèdes (!) préconisés
en Amérique dans la lutte contre la dégénérescence. Différents
états, Dagota, Texas, Pensylvanie, ont défendu sous peine de
dommages-intérêts le mariage à certaines catégories de dégénérés épileptiques, alcooliques, syphilitiques, dipsomanes, fous
héréditaires, mais comme on ne leur a interdit ni le concubi-
nage, ni les relations de hasard, on est en droit de douter de
l'efficacité de la mesure. Le Michigan a trouvé mieux : tout
individu interné dans un asile pour aliénation mentale ou épilepsie subira avant sa sortie l'*asexualisation* de façon qu'il ne
puisse avoir d'enfants ; la même opération sera pratiquée aux
criminels condamnés au moins trois fois pour délits graves et

aussi à ceux qui sont condamnnés pour violences charnelles. Portiglioti approuve ces mesures ; quand à nous, nous protestons contre cette barbarie. Nous n'avons pas le droit d'attenter à la vie d'êtres futurs qui, après tout, pourront être normaux, nous avons dit pourquoi. Ne revenons pas à la barbarie par excès de civilisation : ne faisons pas comme les théologiens du quinzième siècle, ne détruisons pas l'anomalie physique par le fer et le feu comme ils détruisaient l'hérésie. Nous, nous n'avons pas plus le droit de nous livrer à l'asexualisation qu'à l'avortement ; le principe : *ne occides*, tu ne tueras point, ne souffre pas d'exception. Car sur cette pente fatale il est trop facile de glisser et l'Eurotas n'est pas loin.

CHAPITRE IX

Influence de l'éducation sur la criminalité, l'aliénation et la dégénérescence en général

Si l'on en croît une certaine doctrine qui se dit philosophique et qui n'est que celle de l'obscurantisme, qui se croît religieuse et n'entretient que la superstition, celle des Caton barbares, amis de toutes les vieilleries et de toutes les erreurs, se serait l'école qui serait cause de tous nos maux, l'instruction serait la première base qui formerait tous les déchets de notre société : le criminel, l'aliéné, le détraqué. Nous allons prouver par des chiffres tirés des statistiques officielles qu'il ne saurait en être ainsi que non seulement les prisons et les asiles ne fourmillent point de docteurs et de bacheliers mais que la majorité des détenus et des fous n'a qu'une instruction des plus élémentaires, rudimentaire ou nulle, qu'un très grand nombre d'entre eux n'a jamais pu apprendre à lire et que parmi ceux-là beaucoup sont incapables d'apprendre quoi que ce soit. Nous avons dit avec M. le Dr Lapointe que les dégénérés sont aussi souvent les clients des prisons que des asiles, leurs caractères physiques et moraux nous l'ont prouvé dans les pages précédentes : ici c'est leur caractère intellectuel. Nous montrerons également que beaucoup n'ont pu pour les mêmes raisons apprendre aucun métier et ont vécu toute leur vie à la charge de leur famille ou de la société.

Dans les maisons centrales (condamnés à un an et un jour au minimum), et en plus dans celles réservées aux femmes condamnées aux travaux forcés, voici le pourcentage relatif à l'instruction au moment de leur entrée.

	Hommes	Femmes
Complètement illettrés.	20,50 %	29,66 %
Sachant lire.	13,04 %	7,20 %
Sachant lire et écrire	33,41 %	37,01 %
Sachant lire, écrire et compter. .	26,69 %	20,06 %
Instruction primaire	5,76 %	4,94 %
Instruction supérieure à ce degré .	1,67 %	1,13 %

Dans les prisons de courte peine il en est à peu près de même, il n'est pas dressé de statistique à l'entrée, nous verrons plus loin celle des écoles qu'on y entretient ; au dépôt de forçats de Saint-Martin de Ré, les mêmes constatations peuvent se faire.

Population globale.	120
Illettrés.	22 soit 19 %
Sachant lire..	»
Sachant lire, et écrire . . .	84 soit 70 %
Sachant lire écrire et compter .	13
Instruction primaire complète .	»
Instruction plus élevée. . . .	1

Nous renvoyons un peu plus loin ce qui est relatif aux colonies pénitentiaires.

Le résultat des écoles montre bien que ce que nous avons déjà dit tant de fois que c'est parmi les insuffisants de l'intelligence que se trouvent les délinquants.

Dans les maisons centrales d'hommes où 13,40 o/o des détenus fréquentent l'école 4,32 o/o du nombre global n'ont pu apprendre ni à lire ni à écrire dans le cours d'une année, il y a donc de fortes présomptions pour qu'ils appartiennent au groupe des imbéciles, car il est de toute évidence que l'on n'envoie pas à l'école les détenus que leur âge ou leurs infirmités mettent dans l'incapacité de profiter des leçons qu'on y fait.

Chez les femmes de la même catégorie 18,64 o/o fréquentent

l'école, 6,37 o/o n'y ont rien appris. ce qui démontre leur insuffisance intellectuelle.

Dans les prisons de courtes peines il en est de même. Voici un tableau indiquant l'instruction au début des élèves de l'école.

	Hommes	Femmes
Illettrés.	2.416	178
Sachant lire.	2.782	248
Sachant lire et écrire. . .	3.245	166
Instruction plus développée.	1.170	37
Total. . . .	9.613	629

N'ont fait aucun progrès pendant leur séjour à l'école.

	Hommes	Femmes	Pour cent Hommes	Femmes
Illettrés	390	25	16,15	14
Sachant lire. . . .	298	30	10,72	12
Sachant lire et écrire.	391	35	12,05	21
Sachant davantage. .	84	3	7,18	8,10

Ces chiffres sont tout à fait comparables à ceux de l'asile d'aliénés qui reçoit les idiots du dernier degré. Nous empruntons les nombres suivants aux rapports annuels dressés par les Directeurs de l'Asile d'Auxerre.

Années —	Nombre des entrées	Illettrés. Hommes	Femmes	Sachant lire seulement. Hommes	Femmes
1890	163	19	26	0	1
1891	188	20	11	11	5
1892 1893 1894 1895	La statistique n'a pas été dressée à ce point de vue.				
1896	165	11	21	1	3
1897	135	11	13	2	3
1898	171	8	12	2	1
1899	167	18	16	6	1
1900	152	12	8	2	3
Totaux....	1.141	99	105	25	17

Soit pour cent : 21,4 illettrés.

La moyenne générale des illettrés donnée par la statistique du recrutement est de 4,12 pour la France entière, et de 1,70 pour l'Yonne, pour 100 conscrits.

Maintenant que nous savons ce qu'est l'instruction des délinquants et des aliénés adultes, voyons ce qu'elle est dans les établissements destinés aux mineurs. Là, le nombre des entrées diminue, non par suite de l'amélioration des masses, mais parce que les tribunaux, bien convaincus de l'inutilité et des mauvais résultats de cette éducation correctionnelle, préfèrent remettre à l'Assistance publique ou à des Œuvres particulières le soin du relèvement de l'enfant coupable. Pour la même raison, le nombre des enfants placés dans les établissements d'éducation correctionnelle, par voie de correction paternelle, en application des articles 375 et suivants du Code civil diminue également. Je dois dire, d'ailleurs, avec Thulié, que ce mode de correction des jeunes vicieux serait absurde, lors même qu'il serait bien appliqué, et l'on ne sait que trop que les parents n'en usent que comme d'un épouvantail et non pour en obtenir des résultats favorables. Pour l'enfant de moins de 16 ans, le père ne peut obtenir qu'une séquestration d'un mois (art. 376); pour celui qui a dépassé cet âge, jusqu'à la majorité, six mois, qu pourront être réduits par le président du tribunal (art. 377). Donc, au maximum, six mois non renouvelables; que c'est peu pour refaire, à plus de 16 ans, une éducation manquée, même dans un établissement modèle..., et ils ne le sont pas tous.

Dans les colonies pénitentiaires, ce qui domine, ce sont les enfants acquittés comme ayant agi sans discernement et placés sous la tutelle administrative (art. 66 du Code pénal). Le nombre de ces sujets s'élève, au 31 décembre 1901, à 3.503 garçons, soit 98,18 % du nombre des colons, et à 670 filles (97,10 %). Peu sont des condamnés mineurs de 16 ans auxquels on a accordé le discernement (art. 67 et 69 du Code pénal; il n'y a, dans cette catégorie, que 64 garçons et 4 filles; enfin, 1 garçon et 16 filles sont détenus en vertu des articles 375 et suivants du Code civil.

Les faits reprochés à ces enfants sont : le vol simple et l'es-

croquerie (70 °/₀), le vagabondage et la mendicité, les attentats
à la pudeur et aux mœurs, les meurtres, coups et blessures;
6 garçons ont commis, comme auteurs principaux ou complices,
des assassinats. Insistons sur les attentats aux mœurs, qui sont
bien souvent, ou le produit de l'inconséquence de l'idiot et de
l'imbécile, ou de la dépravation précoce du dégénéré supérieur.
On peut dire aussi que, dans bien des cas, l'ivresse accidentelle
met en lumière la tare cérébrale, et que les délits et les crimes
de cette nature, commis par des sujets aussi jeunes, en montrent
bien le côté pathologique, ou tout au moins anormal. Le tableau
indique l'âge de la mise en correction des enfants.

	Garçons	Filles
Au-dessous de 8 ans....	25	2
8-10 ans.............	193	22
10-12 ans.............	722	79
12-14 ans.............	1.132	154
14-15 ans.............	852	262
15-16 ans.............	630	171

Sur ce nombre, 14 sont dans les conditions légales de la relégation (loi du 27 mai 1885, art. 3, 4 et 8). Beaucoup, quoique
bien jeunes, étaient déjà des habitués des prisons ; nous l'avons
signalé dans le précédent chapitre. Nous devons aussi ajouter
qu'il existait, au 31 décembre 1901, dans les prisons de courtes
peines :

144 enfants prévenus accusés en appel ou en pourvoi.
4 condamnés à 6 mois ou au-dessous.
37 attendant leur transfèrement.

Les jeunes détenus appartenant au département de l'Yonne
étaient au nombre de 16 (3 filles et 13 garçons), au 31 décembre 1901.

A quel milieu social appartenaient ces enfants ? C'est ce que
nous apprend le tableau suivant :

Profession des parents	Garçons	Filles
Propriétaires, rentiers	12	»
Professions libérales	48	1
— agricoles.	820	87
— industrielles. . . .	1.194	151
— diverses	1.236	201
Mendiants, vagabonds, prostituées ou vivant de la prostitution. .	133	190
Inconnus ou disparus	125	60
Total général. . . .	4.258	

Sur ce nombre, 323 étaient orphelins de père et de mère, 1.405 n'avaient plus que leur père ou leur mère, 60 étaient élèves des hospices, 525 étaient des enfants naturels et 907 étaient issus de parents ayant encouru des condamnations; soit 3,220 qui étaient dans une situation sociale anormale, 74 0/0. Combien, sur ce nombre, étaient tarés dès leur conception : enfants d'alcooliques, de syphilitiques, de voleurs, de prostituées, de tuberculeux, d'aliénés, etc.? Leur instruction à l'entrée était notée de la façon suivante :

	Garçons	Filles
Illettrés	1.191	354
Sachant lire.	367	66
— et écrire. . . .	1.002	178
Sachant lire, écrire et compter. .	873	77
Instruction primaire	133	15
— supérieure . . .	2	0

Or, nous indiquerons dans un instant pourquoi beaucoup de ces enfants préfèrent la rue à l'école; il n'en est pas moins vrai que, si bien souvent ils appartiennent à des familles qui ne les y envoient pas, il arrive souvent qu'ils prennent la classe en dégoût, parce que, moins bien doués que leurs camarades, ils y réussissent moins bien.

D'ailleurs, ce qui le montre bien mieux que des discours toujours sujets à caution, ce sont les chiffres suivants :

156 garçons et 18 filles, soit 3,67 o/o des uns et 2,32 o/o des autres, se sont montrés rebelles à toute instruction; on peut donc. sans forcer la note, les déclarer au moins imbéciles, sinon idiots.

28 garçons et 1 fille, qui savaient lire. n'ont fait aucun progrès.

54 garçons et 8 filles, qui savaient lire et écrire, n'ont pu parvenir à compter.

Enfin 107 garçons et 10 filles, qui savaient lire, écrire et compter, n'ont pu acquérir le complément de l'instruction primaire.

Soit, au total, 382 sujets qui n'ont pu tirer de l'école aucun bénéfice, soit 8 o/o qui appartiennent à la catégorie des dégénérés inférieurs.

L'examen direct et individuel pourrait seul permettre le diagnostic des formes relevant des catégories supérieures de la dégénérescence. Enfin, il a été commis, dans l'intérieur même de l'établissement, une foule d'infractions au règlement qui indiquent les tares des jeunes détenus. 7.688 fois les garçons et 390 fois les filles ont été punis pour leur paresse ; 2.331 cas d'insubordination chez les garçons, 390 chez les filles, et, l'immoralité et le nombre énorme de larcins, tout cela indique un trouble profond des facultés mentales de l'individu.

Signalons encore que 3 garçons et 2 filles ont été évacués sur les asiles d'aliénés, 7 garçons et 5 filles ont été traités pour épilepsie, 38 garçons et 15 filles étaient hors d'état de se livrer à aucun des travaux que l'on exécutait dans la maison ; les uns pour infirmités, les autres par défaut d'aptitude ou d'intelligence. Ces derniers étaient évidemment des dégénérés inférieurs.

Il est facile de voir, Monsieur le Préfet, combien ces chiffres sont démonstratifs et combien ils montrent que le défaut d'instruction est de règle presque absolue dans le monde des délinquants, plus encore peut-être que dans celui des aliénés. On est bien étonné, s'il était encore possible de s'en étonner, des attaques d'une certaine presse qu'on entend chaque jour répéter que c'est l'école laïque, « l'école sans Dieu » comme eile l'appelle, qui est cause de tout le mal. Il est loin d'être démontré que les élèves des écoles « avec Dieu » soient plus parfaits que les autres ; mais, en tous cas, il reste et demeure acquis au débat que les enfants dont nous nous occupons ne fréquentent pas plus l'une que l'autre. Les uns parce que, au mépris de la loi, les parents négligent de les y envoyer ; d'autres parce qu'aucun instituteur ne peut négliger ses élèves normaux pour apprendre quelque chose à ces intelligences rebelles qui sont une charge trop lourde pour les écoles où ils sont un élément de désordre et de démoralisation, et que trop peu d'établissements spéciaux peuvent recueillir. Souvent aussi parce que le vagabondage, la rue, l'école buissonnière ont pour eux un attrait irrésistible. Voici ce que dit à ce sujet un de ceux qui les connaissent le mieux, le docteur Motet, médecin de la Petite-Roquette depuis de très longues années : « Là (chez les enfants) se trouve plus communément que chez l'adulte la prédominance des perversions instinctives..., l'entrainement facile aux séductions multipliées, le défaut de surveillance des parents que le travail assujettit étroitement, l'horreur de l'école, l'attrait des théâtres, la crainte du châtiment pour une rentrée tardive enfantent une foule de délits parmi lesquels le vagabondage tient la première place. C'est bien souvent parce que l'enfant est mal noté à l'école qu'il fuit un châtiment, qu'il commence à prendre des habitudes de paresse, de vagabondage qui l'amènent à connaître les postes de police et les prisons ».

Dans la très longue liste des enfants de cette nature que j'ai observés directement, je ne me souviens que de trois qui étaient d'une intelligence vive et éveillée. Les deux premiers étaient des enfants de Paris, de familles tarées et qui ne présentaient que cette unique particularité qui les distinguait de leurs semblables. Le troisième est bien plus curieux : c'était un grand garçon de quinze ans très fort en apparence, fils d'un professeur d'un lycée d'une de nos plus anciennes colonies ; le père ne présentait aucune particularité psychique remarquable, la mère, morte depuis quelque temps, avait succombé à la fièvre jaune. D'après les renseignements obtenus, elle aurait été normale ; l'enfant avait été malade dans ses premières années et il supportait mal le climat équatorial sous lequel il était né. A partir de l'âge de treize ans environ, il commença à se livrer au vagabondage et à toute une série de vols domestiques ; un peu plus tard, il déroba à sa grand'mère divers objets de valeur.

L'enfant qui a pris goût au vagabondage ne veut pas plus fréquenter l'atelier que l'école, il entre peu à peu dans l'armée du crime et devient mendiant ou souteneur ; s'il est d'un caractère violent, c'est bientôt la *Terreur* de telle ou telle région ; d'autres fois s'il n'est pas trop inintelligent il donne à ses rapines une allure politique ; il suit les réunions anarchistes, il devient un propagandiste par le fait, il forme dans le monde de l'anarchie un groupe spécial qu'ont signalé Goron et Lombroso : (Consulter à ce sujet le livre sur l'Anarchie traduit par les docteurs Hamel et Marie).

Nous venons de dire que l'immense majorité des dégénérés se dégoûtait de l'école où ils n'apprenaient rien, et où ils étaient une gène et un ennui pour les maîtres. Mais lors même qu'ils font acte de présence en classe, qu'ils veulent bien s'y donner le mal de travailler, comment peut-on imaginer qu'ils retireront quelque chose d'un enseignement moral ou religieux, quand ils ne peuvent rien comprendre aux enseignements bien moins élevés de la lecture et de l'écriture : cet enseignement tel qu'on le pratique, est presque toujours tout verbal, tout formel comme disent les philosophes. Les auteurs les plus compétents le lui ont déjà reproché bien des fois ; les pédagogues les plus éminents recommandent de lui enlever le plus possible ce caractère ; il est difficile à suivre pour les élèves normaux ; il est impossible à un dégénéré d'en tirer un profit quelconque.

Voici d'ailleurs comment le jugeait en 1882 celui qui, avant M. Bourneville, avait la direction du service des arriérés de Bicêtre, le Dr Delasiauve. « Mais les vues sur l'enseignement moral ne concordent guère et, outre une grande insuffisance, presque nulle part, on peut le dire, cette éducation n'est sou-

mise à des principes raisonnés et lumineux. Le plus souvent
même elle est nulle, je n'en excepte point le clergé, malgré
l'apparence. S'il est logique en faisant dériver toutes les ver-
tus du sentiment religieux, il est douteux que ce sentiment ait
la puissance qu'il lui attribue et que l'exagération dans laquelle
il tombe, n'engendre pas de funestes écarts.... Il agit quoti-
diennement et sans cesse par le précepte, par l'exemple, par la
pratique, danger d'autant plus grave que cette absorption
dégénère aisément en fanatisme farouche. » Ce qui était vrai il
y a 22 ans l'est encore aujourd'hui ; l'écueil de l'enseignement
religieux lorsqu'il s'adresse à des intelligences étroites, c'est
que ces sujets sont plus aptes à saisir les petitesses, les sima-
grées religieuses que les sublimes enseignements de la morale
altruiste.

Pour ces âmes faibles, la religion n'est pas le frein moral qui
empêche l'homme de se livrer à ses mauvais penchants. C'est le
recueil des oraisons à Saint Antoine de Padoue, à Saint-Labre,
c'est la croyance aux apparitions de Bernadette, et autres faits
pathologiques ; la religion des esprits faibles est plus un rituel
d'incantations magiques que le fondement d'une morale très
élevée.

Parent-Duchâtelet, il y a plus de soixante-dix ans a insisté
sur l'échec complet des religieuses dans les tentatives de relèvement des prostituées, et il a montré comment les inspectrices
mariées et mères de famille arrivaient à de meilleurs résultats.
Les religieux, hommes ou femmes, diffèrent trop par leur
manière de vivre des autres personnes ; ils ignorent trop la
vie pour être d'un secours quelconque dans les œuvres de
réformes sociales, ils développent un pharisaïsme d'un genre
spécial ; les jeunes dégénérés élevés dans ce milieu réagissent
de deux façons, lorsqu'ils sont délivrés de ces entraves ou bien
ils s'émancipent de toute règle, de tout frein, non seulement
religieux, mais même moral ; ou bien, au contraire, ils s'enfon-
cent de plus en plus dans la pratique d'une dévotion outrée,
tout en ne perdant aucun de leurs mauvais instincts. Ils
passent leur existence dans le rigorisme d'une piété de mau-

vais aloi ; le dégénéré dévot est souvent dangereux pour la
société ; c'est l'hallucinée mystique Bernadette dont l'observation est écrite tout au long dans les leçons d'Auguste Voisin,
c'est le farouche Torquemada, c'est Louis XI.

Voilà où aboutit l'éducation claustrale des dégénérés, lorsqu'elle est donnée par des âmes pieuses mais ignorant le monde ;
que devient-elle lorsqu'elle tombe en de mauvaises mains ?
Les échos des cours d'assises sont là pour nous répondre par
ce qui s'est passé naguère dans certaines colonies pénitentiaires.

Si l'échec a été complet entre les mains des congréganistes il
n'a pas été moins absolu entre celles de l'Administration pénitentiaire : nous n'avons pas en vue ici, Monsieur le Préfet, les
dernières tentatives si bien combinées qui viennent seulement
d'être réalisées et dont il est par conséquent impossible d'indiquer les résultats (Ecole Lepelletier Saint-Fargeau), mais ce
qui existe encore dans la plupart des établissements. Confier à
un petit nombre de surveillants, à un seul instituteur plusieurs
centaines d'enfants plus ou moins corrompus auxquels on
assigne un travail sans trêve ou à peu près, que l'on prive des
distractions de leur âge, tout cela n'a pour résultat que de
rendre les enfants plus irrités contre toute autorité, qu'à augmenter leurs perversions natives, et, d'en faire, lorsqu'ils sortent de là, des malfaiteurs accomplis, capables des plus grands
crimes (Max. du Camp). C'est du redressement à rebours. Il
faut cependant reconnaître que cette situation si lamentable s'est
un peu améliorée, que les colonies pénitentiaires qui ont rem-
placée l'ancienne maison cellulaire (type Petite Roquette) sont
d'une organisation moins défectueuse. Mais à cause du nombre
insuffisant des gardiens et celui presque ridicule des instituteurs aucune modification morale ne peut être apportée ; le gardien ne peut exiger qu'une apparence de souplesse et d'obéissance,
mais il ne peut pas pénétrer plus avant dans l'être moral de
son subordonné, et pour cause. Les agents de l'Administration
pénitentiaire sont des sujets d'une honnêteté impeccable, d'une
régularité toute militaire, d'un dévouement sans bornes, mais
le faible traitement qu'on leur attribue ne permet pas de cher-

cher chez eux des éducateurs, des moralistes : ils sont ce que le règlement exige d'eux : des gardiens, c'est-à-dire des gens qui surveillent des prisonniers, qui veillent à ce que les détenus se conforment aux ordres reçus, que ceux-ci travaillent régulièrement à leur tâche, et observent la discipline intérieure de la maison : on ne peut leur en demander davantage. Quel mal n'a-t-on pas dit ces dernières années du surveillant de nos collèges, de celui que le règlement appelle le maître répétiteur et les élèves « le pion »; combien de fois ne lui a-t-on pas reproché de n'être d'aucun secours pour l'éducation des élèves. Que dirons-nous alors du gardien de pénitencier qui n'a pas l'instruction souvent si étendue de nos répétiteurs, et qui, au lieu de s'adresser à des enfants de bonnes familles supposés normaux partant éducables, n'a devant lui que la lie de la population des pervertis et des pervers.

De ce chapitre nous tirerons la conclusion suivante : l'ignorance la plus grande est la règle chez les jeunes délinquants aussi bien que chez les futurs aliénés : les écoles ordinaires, les maisons pénitentiaires et comme nous l'avons dit dans un précédent chapitre les asiles d'aliénés tels qu'ils fonctionnent actuellement ne peuvent leur donner l'instruction et l'éducation.

Voyons comment à l'étranger on a résolu le problème puis nous verrons comment on pourra introduire chez nous l'école de réforme.

6

CHAPITRE X

Étude des Établissements étrangers

Comme nous l'avons dit, c'est en France qu'est né l'enseignement des arriérés ; nous avons vu ses premiers pas chez nous et chez nos nos voisins ; voyons maintenant où ils sont arrivés, nous laissant dans la voie du progrès bien loin derrière eux.

Les détails qui suivent sont pour la plupart empruntés au rapport de notre excellent collègue et ami Jacquin au Congrès d'assistance de Bordeaux (1902) et à celui non moins intéressant qu'a adressé sur le service des aliénés à l'étranger, l'éminent docteur Serieux, au Conseil Général de la Seine. Nous empruntons à Blin le tableau suivant qu'il reproduit d'après l'auteur allemand Von Striller et qui indique le nombre de débiles et d'épileptiques assistés rapportés à cent mille habitants.

Nom des Pays	Débiles et épileptiques assistés	Population globale	Proportion pour 100.000 habitants
Danemark. . .	1.400	2.172.205	64
Allemagne. . .	20.142	52.250.894	38
Norvège . . .	489	1.988.997	24
Suisse	711	2.933.934	24
Suède	802	4.802.751	16.7
Belgique . . .	941	6.195.000	15
Pays-Bas . . .	530	4.669.415	11
Angleterre . .	2.207	29.002.525	7.6
France. . . .	2.500	38.343.190	6.5

On voit par ce tableau que nous sommes loin d'être à cet égard à la tête des nations : tant s'en faut.

L'assistance des idiots est obligatoire en Prusse, ce sont les services généraux de l'Assistance Publique qui sont chargés d'hospitaliser ceux qui en ont besoin. En province, c'est presque partout un pasteur qui est à la tête de ce genre d'établissement ; on reconnait bien là le piétisme des calvinistes prussiens ; cependant, à Berlin et en Saxe, il y a des établissement bien installés.

Le Hanovre, que son long contact avec l'Angleterre a toujours mis à la tête des progrès, possède depuis 1862 un asile d'abord privé qui est aujourd'hui un établissement provincial et qui contenait, en 1898, 670 malades.

En Allemagne, on peut dire que le cinquième ou le sixième seulement des idiots, est hospitalisé. Le docteur Kragatsch a étudié avec soin quatorze établissements qui leur sont consacrés, soit neuf réservés aux idiots, deux aux crétins, trois aux épileptiques. « L'éducation des faibles d'esprit, dit-il, est une œuvre essentiellement médicale, les établissements qui leur sont réservés doivent être dirigés par un médecin... Avant tout, il faut s'occuper des idiots éducables et pour cela attacher plus de prix à l'éducation qu'à l'instruction. » C'est aussi notre intime conviction ; nous y reviendrons au chapitre suivant.

Voici, d'après le docteur Serieux, quelques indications sur les plus importants de ces établissements.

L'asile de Nossen (Saxe), fondée en 1889, pour les arriérées du sexe féminin non épileptiques âgés de cinq à quinze ans, a une population de cent-soixante malades dont quatre-vingts seulement sont éducables, quarante susceptibles d'être occupés et quarante non éducables. Les enfants non éducables sont au nombre de douze à quatorze par section sous la surveillance d'une infirmière : la salle de réunion de chaque section sert aussi de réfectoire. Les dortoirs sont aménagés d'une façou très simple ; ils possèdent jusqu'à 20 lits. Des salles-lavabos leur sont annexés, chaque malade a sa cuvette, sa serviette, etc.

Les enfants éducables et ceux qui travaillent prennent chaque semaine un bain de propreté; ceux qui sont inéducables prennent deux fois par semaine un bain salé, en outre du bain de propreté. Les enfants sont menés plusieurs fois par jour en groupe au water-closet. Dans les sections d'hospitalisation, il y a des chaises percées avec de la tourbe. De larges et vastes corridors servent de promenoirs et de salles de récréation en cas de mauvais temps. Les sujets éducables sont au nombre de 20 par section avec deux infirmières. Comme régime alimentaire, on donne aux enfants un demi-litre de lait, de la viande de bœuf, des fruits, du lard. Les salles d'école sont analogues à celles des écoles primaires, les murs sont décorés de cartes, gravures, etc.

Les enfants sont répartis en huit classes; le personnel enseignant se compose d'un instituteur en chef, d'un instituteur, de cinq surveillants diplômés, de vingt-quatre infirmières ayant passé par l'École d'infirmières d'Hubertsbourg. Le traitement des infirmières est de 34 à 44 francs par mois; elles couchent dans les dortoirs des enfants et prennent leurs repas avec ces derniers. Les travaux de couture, de jardinage, de cuisine, font partie de l'éducation.

Pour les garçons, l'Asile de Gross a une organisation analogue; on a essayé de faire travailler les élèves dans une usine, comme journaliers.

L'établissement pédagogique provincial d'idiots, à Postdam, a été fondé en 1845, agrandi en 1858 et en 1864; il est, depuis 1894, asile provincial. La population en était, au 1er janvier 1898, de 218 malades; il est dirigé par un comité composé du médecin, de l'instituteur et de l'aumônier, sous le contrôle de l'autorité administrative. Les dortoirs ont de 12 à 15 lits; il n'y a pas d'infirmerie, les enfants atteints de maladies contagieuses sont envoyés à l'hôpital de Postdam. Point de chambres d'isolement : les sujets agités sont transférés dans les asiles d'aliénés; il y a un grand réfectoire pour 120 personnes. L'Inspecteur et sa famille prennent leur repas en commun avec les enfants. Le régime alimentaire est bon. Chacune des sections des filles et des garçons est divisée en trois quartiers ; a) Les enfants en bas âge, sous la surveillance d'infirmières : *b*) Les enfants plus âgés, surveillés par des infirmiers ; *c*) Les adultes. Le personnel comprend un inspecteur, un instituteur, trois instituteurs-adjoints, huit infirmières, cinq filles de service. Les salles de réunion servent de salles d'école ; on cherche à apprendre aux enfants un métier; on les utilise aux services généraux. Sur 114 enfants, 40 suivent l'école avec profit.

L'Asile provincial d'idiots de Laugenhagen (Hanovre) est devenu, depuis 1891, un asile provincial consacré à l'éducation et à l'hospitalisation des arriérés. Le nombre des malades était de 670 le 1er janvier 1898, soit 396 hommes et 274 femmes, dont 144 épileptiques. Le personnel médical se compose d'un directeur médecin en chef, d'un médecin en second et de deux assistants. Le domaine cultural est de 107 hectares ; l'âge de la plupart des malades varie de 5 à 15 ans, mais on garde un certain nombre de sujets ayant dépassé cet âge; on les utilise pour les travaux agricoles et dans de nombreux ateliers (tailleurs, reliure, vannerie, cordonnerie, brosserie). Les filles sont employées aux travaux du ménage et de la buanderie. Deux cents enfants suivent les cours; ils sont répartis en dix classes. La classe supérieure ne comprend que dix élèves. Le personnel enseignant se compose de trois instituteurs et de cinq institutrices. Le personnel de surveillance est dans la proportion de 1 pour 10 pour les enfants éducables, et de 1 pour 6 pour les enfants non éducables. Les infirmiers couchent dans les dortoirs des malades ; un pavillon spécial est réservé aux agités et aux sujets atteints de maladies intercurrentes. Il existe des chambres d'isolement pour les affections contagieuses (tuberculose, etc.); chaque quartier possède une chambre d'isolement. Des établissements du même genre existent à Kuckenmühle, près de Stettin, et à Alsterdorf, près de Hambourg.

Pour les dégénérés d'un ordre plus relevé, on emploie surtout le placement familial, celui sur lequel s'est naguère étendu notre collègue Mauheimer-Gommès, au Congrès spécial qui s'est réuni en 1900, à Paris, sous la présidence du Dr A. Marie, pour l'étude générale de l'hospitalisation chez les nourriciers.

C'est une méthode d'assistance assez économique, mais qui demande une organisation spéciale et ne pourrait être employée chez nous à l'heure actuelle.

En effet, en Allemagne, deux ou trois enfants sont placés moyennant une rétribution assez modique, dans des familles honorables d'un même village, ces familles sont surveillées par le pasteur, le médecin et l'instituteur, sous le contrôle du médecin de l'asile qui vient deux ou trois fois par an faire une tournée d'inspection. Avec nos mœurs, il serait difficile de trouver dans les campagnes des familles honorables qui voulussent bien se charger des arriérés, on ne sait que trop les obstacles parfois insurmontables qu'a éprouvé le service des Enfants Assistés pour trouver à placer ses pupilles et la surveillance de tous les instants qu'il faut pour éviter que les « enfants de l'hospice » ne soient traités comme des bêtes de somme : nous parlons ici de certains patrons, notre intention n'est pas de généraliser, car nous connaissons beaucoup d'estimables citoyens qui se font un point d'honneur de traiter avec douceur et humanité, parfois même, avec une véritable tendresse, les enfants qu'on leur confie ; dans l'état actuel on ne peut songer à ajouter de nouvelles occupations aux services déjà surchargés de la Protection de l'enfance.

De plus, en Allemagne, il existe dans chaque arrondissement (Kreis) un médecin nommé physicus, qui est un fonctionnaire appointé et dont tous les instants appartiennent à l'Administration : en France les divers services de l'assistance sont exercés par des médecins praticiens qui acceptent pour une rénumération assez faible ce supplément d'occupations, n qui doivent chercher à avoir au dehors une clientèle qui le fasse vivre. De plus, le Kreisphysicus allemand a subi des épreuves spéciales dans lesquelles il a justifié de connaissances suffisantes en médecine mentale, que n'ont, pas plus en Allemagne qu'en France, les praticiens ordinaires. Ensuite, si nous pouvons compter sur le dévoûment absolu de nos instituteurs, déjà cependant si occupés, il sera à peu près impossible de charger les médecins d'Asile, de tournées d'inspection en dehors de

l'établissement auquel il sont attachés. Alors, comme le dit
Serieux, qu'un asile allemand qui a la même population que
celui d'Auxerre, possède sept médecins de différents grades, nous
n'avons à l'asile départemental de l'Yonne qu'un directeur-
médecin, un médecin-adjoint et un interne, soit deux docteurs et un élève pour 630 malades environ, il est impossible
de songer à confier à un personnel médical aussi restreint des
missions au dehors. Que serait-ce lorsqu'un des médecins de
l'établissement est en congé ou malade ?

Pour les dégénérés supérieurs appartenant aux familles
urbaines, il existe des classes spéciales annexées aux écoles
primaires ordinaires et réservées aux dégénérés ; des créations
de ce genre ne peuvent fonctionner que dans les grandes villes :
il est impossible de songer à établir une semblable institution
dans un département comme celui de l'Yonne où la population
est avant tout rurale et qui ne comprend que peu de centres
urbains d'une certaine importance.

En Italie, de grands progrès ont été réalisés sans bruit et de
façon économique. Jusqu'en 1888 rien n'existait dans ce pays en
faveur des enfants déshérités de l'esprit. Depuis cette époque
aux asiles de Rome, Sienne et plus récemment Reggio ont été
annexées des écoles pour les idiots les plus inférieurs. Le
projet de Loi présenté en 1892 par Nicotera à la Consulta,
prévoyait l'assistance des enfants idiots, dans des établissements
spéciaux, mais exigeait qu'ils fussent préalablement déclarés
incurables, c'était un non-sens. Depuis on a créé quatre instituts
médico-pédagogiques dont les mieux installés sont celui
d'Olivero à Nervi et celui qu'a fondé le professeur Antonio
Gonnelli Cioni. C'est au professeur Morselli qu'est dû ce
mouvement en faveur des enfants arriérés, et, dans une com-
munication faite à la Société Médico-psychologique de Paris le
13 décembre 1880 par Delasiauve, nous apprenons que l'éminent professeur de Gênes, reconnaît que c'est en visitant les
établissements, de Bicêtre et de la Salpêtrière qu'il a compris
tout l'intérêt qu'il y aurait pour son pays à créer des écoles
semblables.

En 1896 s'est fondé à Rome sous la présidence du professeur Bonfigli une ligue nationale pour la protection, l'éducation et l'instruction des anormaux de l'esprit.

Le professeur Bacelli, l'éminent ministre de l'Instruction publique du royaume, a accordé son concours à l'œuvre et depuis peu (1899) tous les instituteurs italiens reçoivent dans les écoles normales les rudiments de la connaissance des méthodes médico-pédagogiques. Plus récemment encore on a décrété l'obligation de l'éducation pour les enfants arriérés et depuis peu la nouvelle loi a dû entrer en vigueur : les résultats qu'elle donne n'ont point encore été publiés à notre connaissance du moins.

La Grande-Bretagne n'est pas beaucoup plus avancée que nous sous le rapport des maisons d'éducation pour dégénérés inférieurs, mais elle brille au premier rang pour les écoles de réforme à l'usage des dégénérés supérieurs. Cependant, même pour les premiers, l'organisation adoptée semble préférable à la nôtre, car les instituts médico-pédagogiques ne sont nulle part annexés aux asiles d'adultes.

En vertu d'un bill proposé par Lord Herschell (1886), les idiots et les imbéciles ne sont plus régis par la loi sur les aliénés. Il suffit pour obtenir le placement d'un simple certificat médical constatant que l'enfant est capable de profiter d'un enseignement spécial, tandis que pour les aliénés il faut l'intervention de deux médecins sans compter celle du magistrat (coroner). Cependant les inspecteurs généraux du service des aliénés (commissioners of lunacy) ont ces écoles sous leur contrôle. De plus, depuis 1886, les idiots et les dégénérés de la ville de Londres sont placés également dans la catégorie des pauvres secourus obligatoirement par les paroisses (Metropolitan poor act). Signalons parmi les mieux tenus des établissements pour ces malades l'asile de Royal Albert, pour les idiots et les imbéciles du Lancastershire, l'Ecole Darenth pour les enfants arriérés du comté de Kent

La « Childhood Society » a obtenu (1899) après une vigoureuse campagne que l'on examine au point de vue mental les enfants des écoles et que l'on établisse dans les villes importantes des écoles pour anormaux et des cours de pédagogie spéciale pour leur donner des professeurs. A Londres le conseil des Ecoles a ouvert 53 classes de ce genre qui recueillent 3.000 enfants.

De plus, pour les vicieux existe une organisation des plus intéressantes et qui donne les meilleurs résultats, nous la résumerons d'après Thulié. Des fonctionnaires spéciaux, les bedeaux d'enfants (boy's beadles) sont chargés de rechercher les enfants qui désertent l'école et de faire poursuivre les parents qui négligent d'envoyer en classe leurs enfants, ils ont le droit de traduire en justice les parents et de leur enlever la tutelle de leurs enfants dans les mêmes cas, ou peu s'en faut, où chez nous on déclare les pères déchus de la puissance paternelle. Ces moralement abandonnés sont dirigés sur une école industrielle (industrial school) et si l'enfant est lui-même un délinquant, sur une école de réforme (reformatory school) plus ou moins calquée sur Mettray, de l'avis même de ceux qui les ont organisées. Dès 1870, l'inspecteur de ces établissements, Sidney-Turner, constata que les élèves (children) des écoles industrielles ne valaient pas mieux que les délinquants (offenders) des écoles de réforme et que les uns et les autres devaient être soumis au même régime.

Il existe en Angleterre quatorze écoles de vagabonds (truant's school) pour les enfants que leur passage à l'école industrielle n'a pas améliorés. Enfin une société privée : le foyer des enfants sans foyer (home for homeless children), aide ceux qui sortent de ces différents établissements à trouver de l'ouvrage, les nourrit et les loge en attendant qu'ils aient trouvé une occupation.

En Amérique, les choses paraissent mieux organisées qu'en Europe, mais il faut peut-être se méfier de ces utilitaristes sans frein pour lesquels tout se traduit par de l'argent. Quoi qu'il en soit, voici les renseignements que j'ai pu recueillir. Une association charitable comme on en voit tant dans les pays protestants anglo-germaniques et qui sont une des causes de la supériorité de ces races sur les races latines, qui attendent tout du pouvoir établi (État ou Église), une association, disions-nous, — l'*Association of medical officers of America institutions for idiotie and feeble minded persons*, — a engagé les États à fonder des institutions publiques pour les idiots. En 1898 il existait 24 établissements de ce genre qui hospitalisaient 8 492 enfants ; les plus avancés des élèves sont dressés au rôle d'infirmier, 2.429 au 1er janvier 1886. D'après un rapport officiel de l'Asile de l'État du Massachussets, dressé par le docteur Howe, on parviendrait en deux ans à apprendre aux idiots complets à connaître leurs lettres et à faire quelques phrases.

En Belgique, quelques asiles et quelques instituts privés, les colonies de Gheel et de Lierneux recueillent un certain nombre d'idiots et d'arriérés, mais n'offrent rien de spécial à étudier. La partie vraiment intéressante de l'organisation belge est ce qui existe à Bruxelles et à Anvers. Sous l'impulsion du professeur Demoor, il existe dans ces villes des classes spéciales pour arriérés où l'on reçoit dans différentes sections tous les enfants qui présentent une tare mentale, depuis les arriérés simplement pédagogiques jusqu'aux débiles éducables. Ces enfants sont protégés par une société dite Société de l'Enfance anormale (1901). De plus, le professeur Demoor enseigne à l'extension de l'École normale de Bruxelles les éléments de la pédagogie médicale. A Anvers, (le docteur Ley) et à Bruxelles (le docteur Dumel), existent des chirurgiens pour enfants anormaux.

En Suisse, il existait, en 1902, 17 établissements destinés aux enfants anormaux, et 55 classes spéciales d'arriérés. Rien de particulier à signaler car l'organisation y est assez voisine de celle des pays allemands.

En Danemark, outre quelques établissements privés sans grande importance, il existe une organisation habilement dirigée par M. Keller et qui lui fait le plus grand honneur. L'établissement comprend une station d'observation où l'on se rend compte du dugré d'intelligence et d'éducabilité du sujet : les mieux doués sont dirigés, après quelque temps, sur des instituts où on leur enseigne, outre quelques connaissances scolaires, l'exercice d'un métier en rapport avec leurs aptitudes. Les imperfectibles sont placés dans les asiles ordinaires.

En Norvège, depuis la loi du 8 juin 1881, les enfants anormaux doivent recevoir obligatoirement une éducation appropriée à leur intelligence. Trois établissements, subventionnés par l'État, reçoivent les arriérés de 7 à 21 ans, leur donnent l'instruction et l'apprentissage nécessaires ; ceux qui ne peuvent être améliorés sont rendus à leurs familles. On évalue aux deux tiers du nombre total des idiots ceux pour lesquels on est obligé d'en venir à cette mesure rigoureuse. Prix de journée, 2 francs au-dessous de 14 ans, 2 fr. 20 au-dessus. Voici le programme résumé de ces établissements : exercices de mouvements, jeux, exercices des sens, école enfantine, exercices de langage, explication des images, exercices de formes, de mémoire, notions sur l'histoire, enseignement primaire, travaux manuels. Le nombre des élèves est de 450, la direction est confiée à des instituteurs sous la surveillance du médecin, directeur des services administratifs médicaux au Ministère de l'Intérieur.

En Suède, le système est encore plus perfectionné, plus digne de louanges, 34 internats reçoivent ces catégories d'enfants : des écoles sont réservées aux éducables, des ouvroirs pour ceux qui ont terminé le cycle de l'enseignement scolaire et des asiles spéciaux pour les non éducables. Chaque classe ne comprend guère que 5 à 10 enfants dirigée par une institutrice. Un séminaire (Ecole Normale) spécial existe à Stockholm pour former des maîtres et des maitresses pour ces établissements.

Au nouvel asile de Buenos-Ayres une villa est destinée aux enfants idiots, elle comprend des dortoirs, des salles de réunion, des bains. Un autre bâtiment contient un gymnase et des ateliers c'est-à-dire qu'on y a installé le traitement médico-pédagogique dans les mêmes conditions que dans les établissements les mieux tenus de l'Europe et des États-Unis (Docteur Cabred).

CHAPITRE XI

Quelques mots sur l'organisation d'un asile-école d'anormaux

Nous ne pouvons en quelques pages expliquer d'une façon complète ce que doit être la pédagogie des arriérés ; nous ne pouvons qu'indiquer d'après Thulié ce que doit être le redressement des jeunes dégénérés, ce qu'il appelle l'orthophrénopédie. C'est à son livre si intéressant que nous empruntons les détails qui vont suivre. Avec Thulié, avec Bourneville, avec Jacquin, j'ai défendu ailleurs l'idée que la direction d'une telle école ne peut appartenir qu'à un médecin spécialisé dans l'étude de la psychologie morbide de l'enfance. L'instituteur, quelque important que soit son rôle, ne peut intervenir que sous la direction du médecin qui seul peut analyser les tares et les symptômes morbides que présente le sujet. Les maîtres de l'école d'anormaux d'ailleurs doivent eux aussi avoir fait des études spéciales médico-pédagogiques et celui d'entre eux qui sera directeur des études devra avoir pratiqué déjà longtemps cet enseignement tout particulier. L'éducation de ces infirmes est une sorte d'orthopédie psychique qui ne peut être pratiquée que par des médecins qui la connaissent à fond ; de même que l'orthopédie proprement dite ne saurait, comme le dit le Docteur Calot (de Berck), être livrée aux bandagistes et aux fabricants d'instruments ; entre des mains maladroites ou inexpérimentées les plus grands dangers sont à craindre.

Ce qu'il faut avant tout lorsqu'on se consacre à ce genre d'éducation, c'est une patience à toute épreuve ; il faut avoir le courage de répéter des centaines de fois les mêmes choses jusqu'à ce que l'élève les ait retenues ; ceci est particulièrement utile à savoir lorsqu'on a à dresser des épileptiques et des idiots chez lesquels la mémoire présente de profondes lacunes. Il faut aussi se tenir à égale distance de l'excès d'indulgence et de l'excès de sévérité, il faut avant tout que la faute soit immédiatement suivie d'un châtiment : la réprimande doit être la clef de voûte de la discipline. Voici ce qu'écrit à ce sujet M. Bourneville à M. Thulié. « Les punitions employées à Bicêtre sont :

1º Réprimande par l'instituteur pour les faits passés à l'Ecole ;

2º Réprimande par le surveillant pour les faits repréhensibles qui se produisent dans les cours, les réfectoires, les doctoirs ;

3º Réprimande par le chef de service si le fait le mérite.

4º Privation de vin ;

5º Privation de la visite des parents le jeudi ou le dimanche ;

6º Privation de promenades ;

7º Privation de congés ;

8º Mise en cellule pour les faits les plus graves, autant que possible les enfants n'y couchent pas. Si la faute est sérieuse, vols, rixes réitérées, évasion, l'enfant reste 1, 2, 3 jours en cellule et après celà s'il y a promesse plus ou moins sincère de se montrer plus raisonnable, l'enfant est renvoyé aux exercices habituels ; avec un peu d'habileté et de bienveillance on arrive à de bons résultats. Ceci n'empêche pas, bien entendu, le traitement médical dans le cas d'agitation pathologique ; il faut d'ailleurs qu'une sorte de catéchisme appris par cœur instruise l'enfant anormal de ce qui est défendu et de ce qui est permis. Ce qu'il faut développer chez le dégénéré à quelque degré qu'il se soit arrêté c'est ce que Thulié appelle le reflexe de l'obéissance. Pour cela c'est à la gymnastique que l'on doit s'adresser, non à celle qui consiste à faire valoir sa force et son habileté au trapèze ou à la barre fixe, mais celle que les règlements militaires qualifient de gymnastique d'assouplissement. Le rhythme en sera d'ailleurs marqué par une batterie de tambour ou une sonnerie de clairon à laquelle les idiots même ne sont pas indifférents ; pour les plus inférieurs, des appareils spéciaux (balançoire de Bourneville, barres parallèles, chariots, escabeaux), développeront la sensibilité et l'habileté des membres, le mouvement de l'opposition du pouce, il en sera de même pour ceux plus avancés que l'on habituera à se servir des échelles de Pichery et mieux de la méthode dite « gymnastique de l'opposant ».

En même temps, on apprendra à l'enfant à ne plus gâter en le conduisant à la selle à des heures régulières ; on lui montrera aussi à mâcher ses aliments, à les insaliver, à se débarrasser des habitudes de mérycisme (rumination) qu'il peut avoir ; à réfréner ses habitudes de gloutonnerie, on lui enseignera à se débarbouiller, à se servir de la serviette pour s'essuyer, ensuite, ou plutôt en même temps, il faut développer chez l'enfant le goût et même le réflexe de l'imitation. Il faut exercer successivement ses divers sens par les procédés les plus aptes à donner ce résultat, montrer à l'enfant et toujours par des exemples concrets la différence que donnent lorsqu'on les touche un corps lisse et un corps rugueux, un corps chaud et un corps froid, une pointe et une boule, etc., pour la vue, lui enseigner les couleurs et au moyen de figures géométriques diversement coloriées ce qui lui apprendra en même temps la notion de la forme, puis les lettres capitales d'imprimerie, les silhouettes des animaux ; on apprendra ensuite aux enfants à séparer deux formes voisines, cercle et ellipse, carré et rectangle, etc., la notion du plein et du vide, puis les différentes parties du corps humain. On exercera aussi et d'après des procédés analogues le sens de l'ouïe qui manque rarement chez l'idiot (J. Voisin). Il faut remarquer, et cela l'a été déjà bien des fois, que le sens musical existe chez les idiots même des catégories inférieures tout au moins à l'état de sentiment du rhythme, il faut apprendre à l'arriéré, à siffler, à souffler, à parler.

L'éducation intellectuelle doit commencer par faire nommer à l'enfant les objets usuels, et pour ceux qu'on n'a point sous la main lui apprendre à les reconnaître sur des images bien faites puis on abordera l'étude des surfaces et des productions de la terre par des jardins scolaires suivant une méthode jadis préconisée pour les enfants normaux ; les leçons de choses avec projections compléteront les notions ainsi acquises, ce n'est qu'alors qu'on abordera la lecture et l'écriture. Seguin voulait que l'on commençât par des exercices de dessins des plus élémentaires. M. Bourneville a continué cette méthode en la perfectionnant, on fait tracer à l'élève l'horizontale, la verticale puis des lignes obliques, des rectangles, des carrés en guidant les enfants par des procédés des plus ingénieux que ce n'est point ici le lieu d'indiquer, enfin on aborde la lecture d'abord par des projections puis ensuite par des lettres imprimées de 12 centimètres de hauteur sur lesquelles les élèves placent des lettres de bois de même dimension ou tout autre procédé analogue, l'écriture est alors enseignée, enfin on apprend aux élèves à compter en se servant d'appareils plus ou moins analogues aux bouliers compteurs des écoles primaires de Paris (Seguin), de bâtonnets de différentes couleurs (Bourneville) ou d'objets bons à manger que l'on donne comme récompense aux élèves lorsqu'ils ont bien appris. On leur montre en même temps à acheter, à échanger, à connaître les différentes pièces de monnaie, on leur donne la notion de la propriété d'autrui.

En même temps et dès leur jeune âge on apprend aux enfants, en tenant compte de leurs aptitudes, l'exercice d'un métier. A Bicêtre il y a huit ateliers : imprimerie, menuiserie, serrurerie, couture, cordonnerie, brosserie, vannerie et rempaillage — on leur montre aussi les soins du ménage, la propreté des salles et des dortoirs — aux petites filles le raccommodage, le lavage, le repassage, le tricot et même la fabrication des fleurs artificielles (J. Voisin).

Chez les plus intelligents, les dégénérés supérieurs, il faut obtenir l'éveil de la conscience et pour cela le traitement doit commencer par une étude particulière de la personnalité psychique du sujet : rien ne convient mieux alors que l'isolement cellulaire pendant quelques jours, puis alors on cherche à développer chez eux comme chez les moins bien doués le réflexe de l'obéissance par l'emploi de la gymnastique de pied ferme et d'assouplissement, l'émulation à bien faire, tout en se gardant des excès des jésuites et surtout à régulariser la faculté de l'attention qui chez les dégénérés laisse toujours beaucoup à désirer, mais jamais il ne faut arriver ni à la satiété ni à l'écœurement.

C'est pourquoi Seguin préconisait chez ces sujets la classe d'une demi-heure seulement et les poussait surtout dans la voie de l'enseignement professionnel plutôt que dans celle des exercices d'école. Il faut leur inculquer les notions de la morale tant par une sorte de catéchisme que par des exemples bien choisis et à la portée de leur intelligence. Telle cette sorte de demi suggestion à l'état de veille préconisée par Félix Hement ; mais nous rejetons très loin la suggestion hypnotique préconisée par Liébault et Bérillon. Non, ni chez l'enfant normal ni chez l'anormal, jamais de ces manœuvres qui affaiblissent l'intelligence et prédisposent à l'hystérie et même à la folie confirmée (G. de la Tourette).

D'une façon générale, l'éducation des arriérés doit être fondée sur l'axiome exprimé ainsi par Mademoiselle Nicolle : « Le principe qui domine cette éducation toute spéciale doit être qu'il faut profiter des facultés particulières qu'il reste à cet infirme pour partir de là, pour lui permettre d'acquérir de nouvelles notions: souvent aussi on doit prendre l'élève par le désir d'une récompense surtout sous la forme d'une gourmandise ».

A. Voisin ajoute : « Le maître doit s'efforcer de deviner les penchants et les aberrations de ces natures incomplètes; or, si on les heurte, la tâche devient de plus en plus difficile ; l'enfant doit lire dans les regards du maître le contentement et l'affection ; si le maître sévit ce qui doit être très rare, il doit maintenir la punition et surtout s'attacher à faire comprendre à l'élève qu'il souffre de le punir mais que le devoir l'y force. Toutefois si le maître craint que la punition n'amène pas le résultat désiré, ne fut-ce que pour éviter la mauvaise humeur de l'élève, il doit lever la punition sans en avoir l'air ou bien il est bon qu'un tiers demande qu'elle ne soit pas infligée en raison des promesses de l'enfant, promesses que l'idiot est toujours disposé à faire. »

Un autre point qui est surtout important pour les dégénérés supérieurs, mais qui a également son importance chez tous les êtres anormaux, c'est de n'exposer jamais d'exemples fâcheux devant les yeux, il faut que tous ceux qui les approcheront soient d'une moralité au-dessus de tout soupçon que rien dans leur conduite ne puisse être mal interprété ; jamais, devant eux, on ne doit mentir, ne rien dire ou faire qui puisse évoquer chez eux l'idée de l'acte sexuel au moins jusqu'à un certain âge ; il faut donc qu'il y ait une barrière infranchissable entre les enfants des deux sexes et même si cela était possible deux établissements distincts bien qu'assez rapprochés pour qu'ils puissent se prêter un mutuel appui au point de vue économique et n'avoir qu'un seul personnel médical et administratif. On devra veiller avec le plus grand soin au recrutement des agents de tout grade, particulièrement des inférieurs et éliminer les célibataires toujours moins stables que les gens mariés et toujours disposés à user de certains plaisirs qui, pour être conformes aux règles de la nature, ne le sont pas à celles de la morale d'après nos conventions sociales. Bien entendu, ce personnel devra être à l'abri de tout reproche et ne jamais donner prise à aucune suspicion relative à la probité. Les employés d'un établissement de ce genre devront renoncer presque complètement à l'usage du vin pur ; ce liquide qui, pris à dose modérée, ne peut qu'être utile aux normaux, est inutile aux dégénérés et ne peut leur être que préjudiciable. Un tel personnel devra évidemment être bien rétribué et ce ne sera pas un des moindres obstacles qu'on aura à vaincre dans la fondation des Instituts médico-pédagogiques.

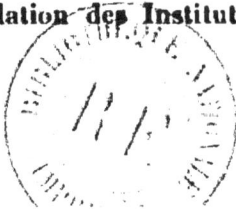

7

Les établissements de ce genre doivent comprendre de vastes annexes pour l'hydrothérapie, pour les maladies incidentes. Les mesures hygiéniques de prophylaxie y doivent être des plus rigoureuses surtout à l'égard de la tuberculose à laquelle les sujets de cette catégorie ne sont que trop prédisposés.

On me reprochera peut-être de m'être trop étendu sur les dégénérés supérieurs ; les « détraqués », au cours de ce travail, c'est qu'il me semble que ces enfants sont aussi dignes d'intérêt que les autres, qu'ils sont moins bien connus de ceux qui ne sont pas spécialisés dans ces matières et surtout parce qu'ils sont aussi nombreux dans les services spéciaux que les idiots les plus inférieurs. Que ceux qui en doutent visitent Bicêtre ou Vaucluse, lisent les travaux qui y ont été écrits, ils en demeureront convaincus. Et d'ailleurs si l'on admet que les vicieux sont des anormaux, où les placera-t-on, si ce n'est dans les établissements d'anormaux. Car c'est bien ce sujet dans sa généralité qu'a abordé le Conseil Général dans sa session d'avril et il n'a point eu en vue les idiots dont le sort est déjà assuré (au moins pour ceux du sexe masculin), par l'installation d'un pavillon spécial à la colonie du Verger, annexe de l'asile des Aliénés.

CHAPITRE XII

Faut-il confier les anormaux de l'Yonne à l'Asile départemental des Aliénés

Le Conseil général de l'Yonne ayant décidé qu'il y avait lieu de s'occuper des anormaux, vous avez fait faire, Monsieur le Préfet, une enquête, dans les différentes communes du Département, et voici d'après le questionnaire qui a été envoyé, les réponses que vous avez obtenues et les chiffres qui indiquent les totaux des différentes catégories d'arriérés signalés par les administrations communales.

	Garçons	Filles
1° Idiots.	33	7
2° Enfants atteints de crises convulsives.	7	3
3° Enfants indisciplinés ou trop turbulents qu'on a dû exclure des écoles publiques ou privées (enfants difficiles).	2	3
4° Enfants qui malgré leur assiduité à l'école n'ont pu acquérir les notions les plus élémentaires (débiles intellectuels)	12	1
4° Enfants atteints de maladies nerveuses ou autres qui les empêchent de suivre les cours des écoles en raison du danger qu'ils courent de la part des autres enfants (article 1384 du Code civil).	7	3

	Garçons	Filles
6° Enfants autres que les moralement abandonnés qui ont été traduits en justice et acquittés (article 66 du Code Pénal), pour les faits de vagabondage, vol, incendie, brutalité envers les animaux, coups et blessures, outrages publics à la pudeur (enfants vicieux) . . .	»	»
7° Enfants des mêmes catégories condamnés comme ayant agi avec discernement (article 67 du Code pénal)	1	»
8° Enfants placés en correction paternelle (article 375 et suivants du Code civil) . . .	2	»
11° Enfants sourds qui sans être muets ne peuvent recevoir l'instruction ordinaire . .	2	3
12° Enfants que la faiblesse de leur vue rend incapables de suivre les cours d'école . .	7	2
14° Existe-t-il des enfants des mêmes catégories ayant dépassé l'âge scolaire et que la famille désirerait faire instruire.	»	»
Total	72	22
Total général . . .		94

Tel est le nombre que l'enquête officielle a révélé ; il est très probablement inexact, car d'une part des villes très importantes ont répondu négativement à toutes les questions posées ce qui ne laisse pas que de nous surprendre, et d'autre part la statistique nous apprend que presque partout il y a un enfant anormal sur six cents habitants environ ; mais enfin, en admettant ce nombre comme l'expression de la vérité, voilà quatre-vingt-quatorze enfants à hospitaliser. A ce nombre, il faut ajouter une trentaine d'enfants indisciplinés de l'Assistance publique qui rentrent dans la catégorie décrite dans les pages précédentes sous le nom de dégénérés supérieurs et qui peuvent être placés en vertu de la nouvelle loi du 1er juillet 1904.

Étant donné le petit nombre de ces enfants, il semble au premier abord qu'une solution très économique et très sage, consisterait à les confier à l'Asile départemental des aliénés, ce qui éviterait les solutions plus coûteuses que nous serons obligés de discuter si nous rejetons celle-là.

Cette solution est-elle légalement possible, est-elle désirable, est-elle possible matériellement ; c'est ce que nous allons étudier. C'est celle que l'on a adoptée à Dolldoff près de Berlin, à Bicêtre et à la Salpétrière. C'est celle que l'on trouve en France dans les asiles de Sainte-Catherine-d'Yzeure (Allier), de Limoux (Aude). Tel est le quartier fort bien installé de l'asile de Château Picon (Gironde), ceux plus rudimentaires de Saint-Meen (Ille-et-Vilaine), de Blois (Loir-et-Cher), de Maréville (Meurthe-et-Moselle), de Clermont (Oise), de Rouen (Seine-Inférieure), de Naugeat (Haute-Vienne) et le quartier spécial que vous avez fait installer, Monsieur le Préfet, à la Colonie du Verger.

Si nous exceptons Bicêtre et la Salpétrière qui sont soumis à une jurisprudence spéciale que nous indiquerons plus loin, les différents quartiers que nous énumérons sont réservés à des idiots ou à des arriérés de la catégorie la plus basse, ceux pour lesquels le médecin a pu déclarer, comme le veut la loi du 3o juin 1838, que le sujet est atteint d'aliénation mentale et doit être retenu et traité dans un asile spécial. Or, si depuis les instructions ministérielles de 1843, les idiots sont légalement compris dans la liste des aliénés, aucun dégénéré supérieur, aucun débile même ne peut être ainsi classé ; ces infirmes ne sont pas atteints de folie, ils n'y sont que prédisposés ; la folie comme la criminalité ne sont chez eux qu'un état latent, une virtualité qui peut ou non se réaliser et on ne peut pas plus interner dans un asile un enfant parce qu'il est susceptible de devenir fou, qu'on ne peut le mettre en prison parce qu'il est susceptible de commettre un crime. C'est pourquoi le formulaire qui a été adressé aux maires d'après vos ordres, Monsieur le Préfet, et qui été rédigé par moi, visait-il uniquement la loi du 28 mars 1882 sur l'instruction obligatoire. C'est, en effet, le seul texte sur lequel on puisse se fonder pour obliger les ayants-droit à placer leurs enfants ou pupilles dans les établissements *ad hoc.*

Cette opinion que j'exprimais dès 1900 est aussi celle du très distingué docteur Legrain, secrétaire du Conseil supérieur de l'Assistance publique. C'est la seule possible au point de vue pratique. Bien des fois des savants éminents (Bourneville, Thulié) ont montré son insuffisance, et nous citerons un peu plus loin le texte du projet de loi sur les aliénés présenté à la Chambre des députés par le docteur Dubief dans sa séance du 12 juin 1902. Mais actuellement il n'existe aucune loi qui puisse obliger qui que ce soit à placer dans une maison spéciale un dégénéré supérieur ou un débile qui a passé l'âge scolaire de même qu'il est impossible d'ouvrir à un simple arriéré qui n'est pas idiot les portes d'un asile.

Et d'ailleurs ce n'est pas souhaitable : le mot même d'aliéné, d'ancien pensionnaire d'un asile spécial suffit à fermer bien des portes à celui qui cherche du travail : on n'accepte pas volontiers comme ouvriers même comme journaliers ceux qui ont été internés comme fous. Il faut donc rendre facile à ces malheureux infirmes la lutte pour la vie et, pour ce faire, ne pas les frapper de la marque indélébile de la folie.

Dans le département de la Seine, à Bicêtre surtout, on a tourné la loi de 1838 d'une façon extrêmement ingénieuse. Le Conseil Général de ce département a décidé d'accepter des placements volontaires aux frais du budget, dans les asiles d'aliénés ; de plus l'administration se contente, lorsqu'il s'agit d'enfants arriérés d'un certificat constatant que le sujet a besoin d'être élevé dans une école spéciale ou de toute autre formule analogue ; enfin le service du docteur Bourneville est non un service d'idiots ou d'aliénés mais un service d'enfants nerveux ou arriérés. Bicêtre recèle tant de fractions diverses que le public ne peut savoir si cette école particulière relève ou non du service des aliénés et si elle est régie par la loi du 30 juin 1838. L'intérêt des enfants est donc sauvegardé.

Donc il n'est pas possible légalement de placer les enfants anormaux à l'Asile, ce n'est pas davantage à désirer et ce serait pratiquement irréalisable : aucun local n'est disponible dans l'intérieur de l'Asile proprement dit, les jardins y sont déjà trop restreints ; on ne peut songer à aucune construction nouvelle.

Mais une seconde solution se présente à notre étude. Peut-on créer à la Colonie du Verger un service ouvert médico-pédagogique se rapprochant par son organisation de ce qui existe à Bicêtre, à Vaucluse et à la fondation Vallée dans le département de la Seine. Nous venons de voir à l'aide de quelle interprétation de la loi, on est parvenu à faire rentrer les enfants arriérés dans le régime des aliénés ; cette façon de procéder ne saurait sans inconvénient être introduite dans le département de l'Yonne, car ce ne serait pas sans courir au devant d'embarras financiers qui pourraient être considérables, que l'on admettrait à titre gratuit des placements volontaires d'indigents inoffensifs adultes à l'Asile : il vaudrait donc mieux adopter pour les enfants le système de l'Asile-école ouvert. On ne recevrait à l'Asile d'aliénés que les idiots qui ont, au moins pendant lontemps, plus besoin d'un infirmier consciencieux et bien dressé que d'un instituteur et qui ne sauraient profiter de ce qui s'enseigne dans une école ; il serait d'ailleurs préférable de confier comme cela a lieu presque partout à l'Étranger et chez nous à Bicêtre, la direction de la section des idiots gâteux à des femmes plutôt qu'à des hommes qui n'ont ni la même douceur ni la même patience.

Peut-on prendre le pavillon actuel du Verger comme amorce d'un asile-école d'arriérés qui dépendrait administrativement de l'Asile des Aliénés. Il y aurait deux façons de résoudre cette question. La première consisterait à garder au Verger les aliénés qui y sont actuellement, la deuxième, à réserver la Colonie aux enfants seulement. Dans la première hypothèse comment organisera-t-on le travail agricole pour que les adultes ne soient pas au contact direct des enfants, pour que les garçons soient séparés complètement des filles ? L'œuvre qui a coûté tant de peines au très distingué docteur Lapointe n'en subirait-t-elle pas un coup irrémédiable, y aurait-il du travail en quantité suffisante pour les adultes et pour les enfants ? Le travail de la terre si utile dans la convalescence et dans les formes chroniques de l'aliénation mentale serait-il encore à la portée d'autant de malades qu'actuellement ? Il est très vraisemblable que non, car le pavillon actuel est rempli lorsqu'il contient dix enfants ; il faudrait donc construire, restreindre la surface de terrain cultivé et augmenter le nombre des travailleurs : il ne suffira pas de construire des dortoirs, il faudra aménager des salles de classe, des salles de réunion pour les deux sexes, la cuisine actuelle déjà si restreinte deviendrait trop petite et devrait être agrandie. Enfin pour éviter des transports continuels et assurer une surveillance sur les divers objets en usage, il faudrait installer un dépôt du service économique à la tête duquel devrait se trouver un agent responsable qui aurait à tenir une véritable comptabilité et non plus le carnet auxiliaire actuellement en usage.

De plus la lingerie, la buanderie, le magasin d'effets mobiliers et de couchage restant à Auxerre nécessiteraient à cause de l'augmentation de population un charroi considérable On ne pourrait d'ailleurs profiter de ces différents services pour apprendre à travailler aux jeunes filles arriérées qui seraient au Verger. Vous ne savez d'ailleurs que trop, Monsieur le Préfet, que les divers ateliers et services généraux de l'Asile proprement dit ne peuvent qu'avec peine assurer les travaux qui leur incombent ; que serait-ce s'il y avait une augmentation de 120 enfants environ.

La population de la colonie augmentant dans de si notables proportions il y faudrait en permanence un médecin non pas un interne qui ne peut connaître les mille détails dont se compose la pédagogie médicale, mais un aliéniste de carrière, un médecin adjoint versé dans ces questions spéciales. Ce fonctionnaire nouveau pour lequel il faudrait construire une habitation au Verger indépendant de l'asile nécessiterait la présence d'un autre médecin adjoint pour soulager le médecin en chef, de la charge écrasante du traitement des 600 aliénés de l'agglomération d'Auxerre.

Enfin il faudrait que le Directeur vienne presque journellement à la Colonie pour assurer la régularité des divers services dont il serait responsable, Monsieur le Préfet, devant vous et devant tous les pouvoirs publics.

Alors s'il faut créer un poste de médecin, un d'agent du service économique, augmenter le service des voitures, agrandir la buanderie et les divers ateliers d'Auxerre ou en créer au Verger, construire des bâtiments pour les enfants et pour le personnel, reconstruire la cuisine, créer des magasins, quel avantage y-a-t-il à se servir du Verger comme amorce du nouveau service ?

Si l'on ne maintient pas les aliénés adultes à la Colonie tout un travail considérable d'organisation et d'efforts persévérants se trouve anéanti : plus de travail agricole pour le traitement des convalescents et des chroniques. On remet l'asile dans les mauvaises conditions où il était autrefois et l'on crée un véritable institut médico-pédagogique dont le médecin adjoint résident ne sera pas le chef et devra référer à tout instant à un supérieur qui habite à plusieurs kilomètres et sur lequel pèsera toute la responsabilité, il en sera de même pour l'agent de l'économat vis à vis de l'Économe de l'asile.

De ce qui précède nous concluerons donc que le service des enfants anormaux ne peut être placé dans les dépendances de l'asile départemental, ni à titre de quartier, ni à titre d'établissement annexé sans d'une part violer la loi organique du régime des aliénés et sans jeter une perturbation très préjudiciable dans l'harmonie des services existants. Il ne résulterait aucune économie appréciable, de cette façon d'opérer qui ne présente que des inconvénients et aucun avantage.

Pour des raisons analogues le Conseil général de Vaucluse dans sa séance du 22 août 1891 sur un rapport de notre très distingué confrère, le Docteur Rey, décidait de provoquer la création d'un établissement interdépartemental destiné au traitement et à l'éducation des enfants arriérés. « On s'était tout d'abord demandé, dit M. Rey, s'il ne suffirait pas de créer une annexe à l'asile de Montdevergues, cette proposition fut écar-

tée... Il ne faut pas perdre de vue que les enfants atteints des
différentes formes de dégénérescence mentale ne sont pas justiciables de l'asile d'aliénés... une simple annexe à l'asile
serait loin de répondre à tous les besoins et on gréverait le
budget d'une dépense sérieuse sans attendre le but que nous
devons nous proposer ».

CHAPITRE XIII

Doit-on confier les anormaux de l'Yonne à un établissement existant ?

Le nombre des établissements existant en France à l'heure actuelle est très faible : ni Bicêtre, ni la Salpétrière, ni Vaucluse, ni la fondation Vallée ne peuvent recevoir un pensionnaire de plus ; ils sont encombrés. Les établissements de Vitry (Bourneville) et d'Eaubonne (Langlois) sont destinés aux classes riches et demandent un prix de pension très élevé (100 francs au minimum à Vitry (lettre que M. Bourneville vous a adressée, Monsieur le Préfet, le 12 mai 1904). L'Asile John Bost à la Force (Dordogne) a un caractère religieux très marqué. C'est une œuvre protestante reconnue d'utilité publique depuis 1877, mais qui ne semble pas d'ailleurs outillée pour recevoir un surcroît de population.

L'établissement de Meyzieux (Isère) est le seul qui vous ait fait, Monsieur le Préfet, des offres acceptables. C'est une maison fort bien comprise dans laquelle plusieurs départements voisins, celui du Rhône et celui de l'Ain en particulier, ont créé des bourses départementales pour les indigents. Elle est dirigée par les Docteurs Courjou et Larrivé et répond à peu près à tous les desiderata exigibles. Le Directeur de l'Enseignement, M. Grandvilliers, est un instituteur distingué depuis longtemps dans ce genre d'enseignement.

Mais, Monsieur le Préfet, cette solution présente de grands nconvénients : tout d'abord elle est loin être économique. Le prix de pension demandé et qui s'élève à 600 francs par an, celui du trousseau qui est compté 150 francs une fois payés et 60 francs d'entretien par an forment pour les 90 enfants environ qui seront à la charge du département de l'Yonne un total de 54.000 francs pour la pension, 13.500 francs pour achats de trousseau et 5.400 francs pour l'entretien annuel de ce dernier. D'un autre côté nous ne concevons pas comment on pourrait refuser à certains indigents une faveur que l'on accorderait à d'autres et de n'envoyer à l'École spéciale que quelques élèves seulement.

De plus il faudra ajouter à ce total déjà très élevé les frais nécessités par les transférements d'enfants et ceux que rendraient indispensables les frais d'inspection et de contrôle ; car il serait évidemment impossible que l'Administration n'exerçât point une surveillance sar un établissement auquel elle confierait tant d'élèves.

Vous semble-t-il humain, Monsieur le Préfet, d'envoyer à près de 300 kilomètres de leur famille de malheureux enfants que leurs parents ne pourraient jamais visiter et auxquels pour la même cause on ne pourrait accorder aucun congé temporaire ; donc pour ces petits déshérités jamais une caresse, jamais les joies du parloir, jamais l'espoir d'un peu de liberté.

Il nous semble donc que le département a tout intérêt à décliner les offres qui lui sont faites en se plaçant tant au point de vue des intérêts de l'humanité qu'à ceux de la bonne administration des deniers publics.

Tout au plus serait-il sage de créer un petit nombre de bourses à Meyzieux en attendant la réalisation encore lointaine d'un établissement de ce genre dans l'Yonne ou dans un département voisin mais sans traité, sans engagement pour l'avenir, cette création étant réservée à un petit nombre de sujets dont la famille ou les ayants-droit consentiraient à se séparer. Un arrangement avec Meyzieux ne peut être qu'un expédient mais non une solution du problème ; il n'est d'ailleurs point logique

que les pouvoirs publics délèguent à des particuliers les charges qui leur incombent et dont celle de l'éducation est une des plus importantes ; il est mauvais que les deniers des contribuables soient employés à entretenir des fondations qui sont susceptibles de rapporter des bénéfices à leurs directeurs, les écoles d'aveugles et de sourds-muets sont aujourd'hui des établissements publics ; il doit en être de même de l'école des arrières.

CHAPITRE XIV

Solution proposée. — Établissement interdépartemental.

Nous venons de voir les raisons très importantes qui empêchent d'annexer le service de l'éducation des anormaux, dont le Conseil général poursuit la réalisation, à l'Asile des aliénés ou à la colonie du Verger. Ces raisons sont d'ordre légal, d'ordre administratif, d'ordre médical et d'ordre financier; elles sont, d'ailleurs, les mêmes que celles qu'a développées à plusieurs reprises le Dr Rey, devant le Conseil Général de Vaucluse, et ailleurs le savant Dr Legrain.

Nous avons cru également devoir repousser la solution qui consiste à confier les anormaux de l'Yonne à l'établissement de Meyzieux, à cause de l'éloignement et du prix relativement élevé de la pension.

On ne peut songer, pour des raisons financières, à établir une école de ce genre pour le seul département de l'Yonne. En effet, ce n'est pas pour une centaine d'enfants seulement que l'on peut faire les frais que nécessiterait cette création, car les dépenses relatives au personnel et à l'administration proprement dite sont presque les mêmes pour cent élèves que pour un nombre beaucoup plus grand, et pour si peu de sujets ces frais pèseraient d'une façon trop lourde sur le prix de journée.

Force est donc, comme l'a déjà décidé en principe, dans une autre région de la France, le Conseil Général de Vaucluse, de se rejeter sur la solution qui consiste à ce que plusieurs départements s'unissent pour faire ce que ne peut réaliser un seul.

C'est, d'ailleurs, la même solution que préconise le projet de loi sur les aliénés, soumis actuellement à l'étude de la Chambre des députés et déposé dans la séance du 12 juin 1902, par l'honorable D' Dubief. Voici comment il s'exprime à l'article 2 :

« Les asiles publics doivent comprendre, à défaut et dans l'attente d'asiles spéciaux, des quartiers annexes ou des divisions pour les épileptiques, les alcooliques, les idiots et les crétins. Les idiots et les crétins continueront à être admis dans les asiles d'aliénés, en attendant l'ouverture d'asiles spéciaux.

« Dans un délai de dix ans, les départements devront ouvrir des établissements spéciaux ou des sections spéciales destinés au traitement et à l'éducation des enfants idiots, arriérés, crétins. Plusieurs départements pourront se réunir pour créer ces établissements ou sections.

« Les établissements prévus aux paragraphes précédents seront soumis à la surveillance instituée par la présente loi, dans la mesure déterminée par un règlement d'administration publique. »

Ce projet de loi, sans doute, n'est pas voté, Monsieur le Préfet ; mais c'est lui qui doit servir de base aux discussions de nos assemblées délibérantes, dans un avenir peut-être prochain.

Sur le point spécial que nous étudions ici, ce projet est en conformité complète de vues avec celui qu'a présenté autrefois feu Théophile Roussel. L'illustre philanthrope avait, au nom d'une commission du Sénat, déposé, dans le cours de la session de 1884, un projet de loi portant revision de la loi du 30 juin 1838, et dont un article était ainsi conçu :

« Les aliénés réputés incurables, les idiots, les crétins, peuvent être admis dans ces établissements (asiles d'aliénés), tant qu'il n'a pas été pourvu à leur placement dans des maisons de refuge, des colonies ou autres établissements appropriés. L'État fera construire un ou plusieurs établissements spéciaux pour l'éducation des jeunes idiots ou crétins. »

Ce projet a été voté par le Sénat le 15 décembre 1886, et le 11 mars 1887 il n'est devenu caduc que parce que la Chambre des députés n'a pu le voter pendant le cours de la législature. En 1889, la question est étudiée par la Chambre des Députés, et un rapport est présenté par le Dr Bourneville, dont nous avons eu à citer le nom tant de fois au cours de ce travail et qui est le savant français et même européen qui connaît le mieux ces questions complexes. Le texte du Dr Dubief est la reproduction presque exacte de celui du Dr Bourneville, qui est ainsi conçu : « Dans un délai de dix ans, les départements devront ouvrir des établissements spéciaux ou des sections spéciales destinés au traitement et à l'éducation des enfants arriérés, crétins, épileptiques ou paralytiques. Plusieurs départements pourront se réunir pour créer ces établissements ou sections. » MM. Reinach et Ernest Laffon, dans les sessions de 1890 et 1891, ont exprimé des opinions analogues.

Le point essentiel qui distinguait le projet de Théophile Roussel de toutes les propositions qui lui ont succédé c'est que c'était l'État qui devait construire les écoles d'arriérés, tandis que le Dr Bourneville, comme le Dr Dubief, considèrent ces dépenses comme devant être à la charge des départements.

Si, comme cela est probable, cette dépense doit rester à la charge des départements, la solution la plus économique, celle à laquelle s'est arrêté le département de Vaucluse par exemple, est la création d'un établissement interdépartemental comprenant au moins 500 élèves et pour lequel le Docteur Rey est arrivé à calculer un prix de journée moyen de 1 fr. 05, nous croyons cependant qu'étant donné ce fait que le prix moyen des denrées et celui de la journée des travailleurs libres sont beaucoup plus élevés dans notre région qu'en Provence, ce prix d'un franc cinq centimes étant un peu trop minime, et qu'il faudrait légèrement le majorer pour éviter des mécomptes; on pourrait, par exemple, en recevant un certain nombre d'enfants ayant dépassé l'âge de 13 ans et n'ayant pas atteint celui de 18, en admettant un assez grand nombre de dégénérés supérieurs ou instables et en particulier ceux qui sont à la charge de l'Assistance Publique des départements contractants, obtenir un prix de journée peu différent de celui qu'a obtenu pour l'année prochaine l'asile départemental des aliénés, soit 1 fr. 15. Il faudrait d'ailleurs que le nouvel établissement possédât un domaine cultural assez étendu que le Dr Rey évalue, pour 500 enfants, à 15 ou 20 hectares. Dans ce calcul, fait par ce distingué médecin, ne sont compris ni la valeur locative du sol, ni celle des immeubles, parce qu'il a établi ces calculs dans la prévision que le département de Vaucluse céderait à l'Asile-école une de ses propriétés territoriales.

D'ailleurs il est à peu près certain que des familles aisées de la région confieraient à un établissement bien installé leurs enfants arriérés et qu'on aurait facilement un certain nombre de pensionnaires sur lesquels on pourrait faire quelques bénéfices. Les familles de condition moyenne ne peuvent, en effet, confier leurs enfants à certains établissements très bien installés mais dont les prix sont trop élevés pour leurs ressources et seraient enchantées de trouver pour un prix modique et à proximité de chez elles une école où l'on éduquât leurs pauvres déshérités de l'intelligence de façon à masquer leur infirmité et à leur permettre de tenir une place modeste dans la Société. Quel serait le nombre de ces enfants? Nous l'ignorons, mais il est permis de penser que cet appoint de clientèle serait une source de revenus pour l'Asile-école, car dans notre région il n'existe aucun établissement réservé aux infirmes de l'intelligence des classes moyennes aussi bien à ceux qui ne sont qu'un peu anormaux, qu'à ceux qui sont idiots ou imbéciles.

Pour nous résumer, nous croyons donc qu'il est possible, en tenant compte de ces divers éléments de bénéfice: travail des enfants et en particulier des dégénérés supérieurs, admission des sujets jusqu'à 18 ans, création de pension à un prix sensiblement plus élevé pour les classes moyennes, admission des enfants de plusieurs départements syndiqués et des pupilles indisciplinés de l'Assistance publique, on pourrait arriver à réaliser un établissement tel que les frais ne dépassent pas sensiblement ou soient rigoureusement égaux à ceux que néces siteraient le placement des mêmes sujets à l'Asile d'aliénés dans les conditions actuelles. Nous avons d'ailleurs montré que l'Asile ne peut pas se charger de tous les sujets qui ont leur place marquée à l'asile-école pour anormaux tant à cause de l'exiguïté des locaux que des conditions mêmes de la loi actuelle sur les aliénés. Mais nous ne pouvons calculer faute d'éléments d'appréciation, les frais d'installation inhérents à la création d'un établissement de ce genre. Mais nous insistons sur ce point essentiel et primordial ; il faut pour arriver à un prix aussi bas avoir à hospitaliser ou à instruire un mini· mum de 5oo enfants et par conséquent que ce nouvel établisse- ment soit interdépartemental et qu'il ait une surface culturale considérable.

Rien n'empêcherait d'ailleurs de procéder· ainsi qu'on le fait actuellement pour la Maison Départementale d'Assistance de réunir entre les mains d'un seul adjudicataire les fournitures nécessaires à cet établissement à l'asile d'aliénés et au dépôt de mendicité pour obtenir de plus fortes réductions.

Ce prix minime 1 fr. 15 environ paraît bien faible, mais si l'on songe que le prix journalier de l'établissement de Meyzieux est de 1 fr. 83 (avec il est vrai en plus une somme de 15o francs pour le trousseau payé une fois pour toutes) on s'étonnera moins en effet câr un établissement privé a à payer une foule d'impôts dont sont dispensées les maisons dépa.·tementales; de plus il faut tenir compte de ce que ne figurent dans nos calculs, ni l'intérêt de la valeur du bien fonds et des constructions, ni celui des sommes engagées dans l'entreprise, et que le sys- tème des adjudications permettra d'obtenir à des prix bien plus avantageux les différents objets de consommation que celui des marchés de gré à gré seul possible entre particuliers. D'ailleurs l'établissement de Meyzieux, depuis longtemps, n'a pas les 5oo élèves sur lesquels les calculs ont été faits ce qui se traduit par une part contributive plus élevée de chacun des pensionnaires dans les frais généraux d'administration.

CONCLUSIONS

1° La société doit assurer l'éducation des enfants anormaux comme des autres. Cette obligation de droit naturel est sanctionnée par la loi du 28 mars 1882 ;

2° Parmi les anormaux : les idiots, imbéciles, faibles d'esprit, sont ceux pour lesquels rien n'a encore été fait dans la plupart des départements ;

3° Tous appartiennent à une même catégorie dont ils ne sont que des termes seriaires sauf les idiots qui présentent des lésions évidentes du système nerveux ;

4° On doit assister ces infirmes pour les mettre en état de vivre sans être à la charge de leurs concitoyens, ou, s'ils ne peuvent s'élever jusque-là, d'atténuer par leur travail les dépenses que la société fait pour eux dans les hospices où on les recueille ;

5° Et aussi dans le but de diminuer la criminalité, car la statistique aussi bien que l'anthropologie criminelle, démontrent que les dégénérés, les plus élevés comme les inférieurs, fournissent un grand nombre de délinquants et de criminels, et en particulier des récidivistes et des prostituées ;

6° A l'Etranger, presque partout, aussi bien en Europe qu'en Amérique, il existe des établissements pour l'éducation des arriérés. Au premier rang brillent la Norwège, la Suède, l'Angleterre et l'Allemagne ;

7° Chez nous, malgré de nombreuses discussions scientifiques soutenues dans divers congrès, rien ou presque rien n'a été fait pour ces infirmes ; c'est cependant chez nous que la question avait été soulevée dès 1828 ;

8° Le nombre des enfants de cette catégorie semble être plus considérable que ne l'indiquent les réponses au questionnaire adressé sur ce sujet aux Maires des communes du Département. Quoi qu'il en soit, le chiffre accusé est trop faible pour qu'on puisse songer à fonder un établissement réservé aux anormaux de l'Yonne ;

9° On ne peut avoir recours pour cette hospitalisation à l'Asile des Aliénés d'Auxerre, tel qu'il est constitué ;

10° Il ne serait pas avantageux de créer dans les dépendances de l'Asile ce nouveau service, car beaucoup d'enfants anormaux ne peuvent être considérés comme des aliénés soumis au régime de la loi du 30 juin 1838. D'ailleurs, les frais nécessités par cette adaptation de la colonie du Verger seraient presque aussi considérables que ceux que nécessiterait la création d'un établissement spécial ;

11° Il n'est pas avantageux d'avoir recours à l'établissement de Meyzieux, qui est situé trop loin de l'Yonne, et dans lequel les placements seraient onéreux pour les finances départementales ; on pourrait peut-être l'utiliser pour un très petit nombre de sujets et transitoirement en attendant une solution définitive de la question ;

12° Les pupilles indisciplinés de l'Assistance Publique étant pour la plupart des instables (dégénérés supérieurs) pourraient être admis dans l'établissement ;

13° La solution la plus conforme au bon sens, à l'équité et à l'économie — et qui aurait l'avantage d'être en conformité avec le projet de loi sur le régime des aliénés dont est saisi actuellement le bureau de la Chambre des Députés — serait d'étudier l'établissement d'un asile-école interdépartemental ;

14° L'enseignement devra être avant tout professionnel et moral, avoir un caractère très concret en rapport avec la faiblesse intellectuelle des élèves.

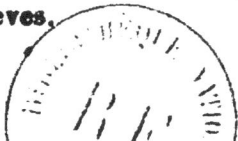

BIBLIOGRAPHIE

Albanel et Legras. L'enfance criminelle.

Antheaume. Les bouilleurs de crû.

Statistique de l'administration pénitentiaire pour l'anée 1901.

Paul Albert. La littérature française au XVIIIᵉ siècle.

Annales médico-psychologiques Baillarger, Cerise, Ritti.

Archiv fur psychiatrie.

Archives de neurologie (Bourneville).

Allgemeine Zectschrift fur psychiatrie.

American journal of insancty.

Archivio di psichiatria (Lombroso).

Archives d'antropologie criminelle (Lacassagne).

Bourneville. Recherches sur l'idiotie, etc., 1880-1903.

Brachet (Aug.). Louis XI.

Belletrud. Le vampire de Muy. Revue d'hygiène 1901.

Belhomme. Education des idiots. Th. Paris, 1824.

Brissaud. Art Idiotie du traité de Médecine Charcot-Bouchard.

Condillac. Traité des sensations.

Combemale. La descendance des alcooliques. Th. Montpellier.

Commission de la Tuberculose instituée par M. le Président du Conseil des Ministres le 22 novembre 1899. Rapports.

Maxime du Camp. Paris, sa vie, ses organes, etc.

Colombani. Les psychopathes urinaires. Th. Paris, 1901.

Carrier (G.). Impulsions et obsessions au suicide et à l'homicide. Th. Paris, 1899.

COMPAYRÉ. Cours de pédagogie.

CULLERRE. Les frontières de la folie.

CHRISTIAN. De l'hebephrénie.

CALOT. Traitement de la Coxalgie.

COUJON. Des anormaux au point de vue sociologique. Congrès Madrid 1903.

COUJON. Éducation, traitement et assistance des anormaux. Congrès d'Ajaccio 1901.

Discussion à la société médico-psychologique sur les mensonges des enfants. Delasiauve, Bourdin, Fournet, Motet, Briand.

DELASIAUVE. Traité de l'épilepsie.

DEJERINE. Th. d'agrégation. Paris, 1883.

DENY ET ROY. La démence précoce.

ESQUIROL. Traité des maladies mentales.

FOURNIER. Leçons sur la syphilis héréditaire tardive.

— Leçons sur la syphilis.

FÉRÉ. L'épilepsie et les épileptiques.

— La famille nevropathique.

FERRUS. Des prisonniers, de l'emprisonnement et des prisons.

PAUL GARNIER. La criminalité juvénile.

— La folie à Paris.

GARNIER ET WAHL. Trois cas de prostituées vagabondes.

— Les Toxicomanes.

GARNIER ET COLOLIAN. Traité de thérapeutique des maladies mentales.

GILLES DE LA TOURETTE. L'hypnotisme au point de vue médico-légal.

— Urbain Grandier et les Ursulines de Loudun.

GRANDVILLIERS. Rôle de l'assistance publique et de la bienfaisance privée en matière d'assistance des enfants anormaux. Congrès Bordeaux, 1902.

JACQUIN. Rapport sur l'éducation des enfants anormaux. Congrès Bordeaux, 1902.

JOFFROY, ANTHEAUME et SERVEAUX. Toxicité des alcools.

Journal of mental science.

LOMBROSO .L'Uomo delinquente.

LEGRAIN. Rapports annuels au Conseil général de la Seine.

LEROY (R.). L'alcoolisme en Normandie.

LOMBROSO. Les anarchistes. (Trad. Hamel et Marie).

LACASSAGNE. Médecine judiciaire.

LOMBROSO. Génie et folie.

LARRIVÉ. Education, traitement, assistance des anormaux. Congrès Grenoble, 1902.

MAGNAN. Recherches sur le système nerveux.

MOREL. Traité de la dégénérescence de l'espèce humaine.

MANHEIMER. Troubles mentaux de l'enfance.

MAGNAN et LEGRAIN. Les dégénérés.

MONNIER. Histoire de l'Assistance publique.

MOTET. Société medico-psychologique, séance du 20 novembre 1882.

MANHEIMER. Du gâtisme. Th. Paris, 1896.

NOIR. Les tics chez les idiots. Th. Paris, 1883.

PORTIGLOTTI. La lutte contre la dégénérescence.

PARENT-DUCHATELET. La prostitution à Paris.

PENTA. Délinquants par superstition.

ROGUES DE FURSAC. Les stigmates physiques chez les paralytiques généraux. Th. Paris, 1899.

RUAULT. Art. amygdales du traité de médecine.

Rivista sperimentale di freniatria.

Rivista mensile de psichiatria forense.

ROUSSEAU. Confessions.

ROUSSELET. Notes sur l'ancien Hôtel-Dieu de Paris.

ROGUES DE FURSAC. Manuel de psychiatrie.

REY. Rapport au conseil général de Vaucluse, session d'avril 1901.

RAUX. Nos jeunes détenus.

SOLLIER. Psychologie de l'idiot et de l'imbécile.

SERIEUX. Les asiles d'aliénés en Allemagne, en Suisse, en Italie. Rapport au Conseil Général de la Seine.

THULIÉ. L'orthophrenopédie.

TARDIEU. La folie.

Toulouse. Emile Zola.

— Les causes de la folie.

Vallon. Médecine légale du traité médecine-mentale de G. Ballet.

Wahl, Boyer, Bourneville. A propos de l'éducation des enfants arriérés.

Vernet. Assistance des épileptiques. Th Paris, 1901.

Wahl. La descendance des paralytiques généraux. Th. Paris, 1898.

Voisin (Aug.). Leçons cliniques sur les maladies mentales et nerveuses.

Voisin (J.). L'idiotie.

Van Kan. Les causes économiques de la criminalité.

Wahl. Peut-on supprimer la prostitution.

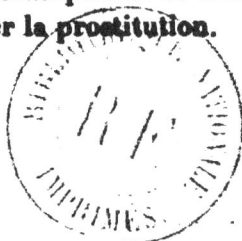

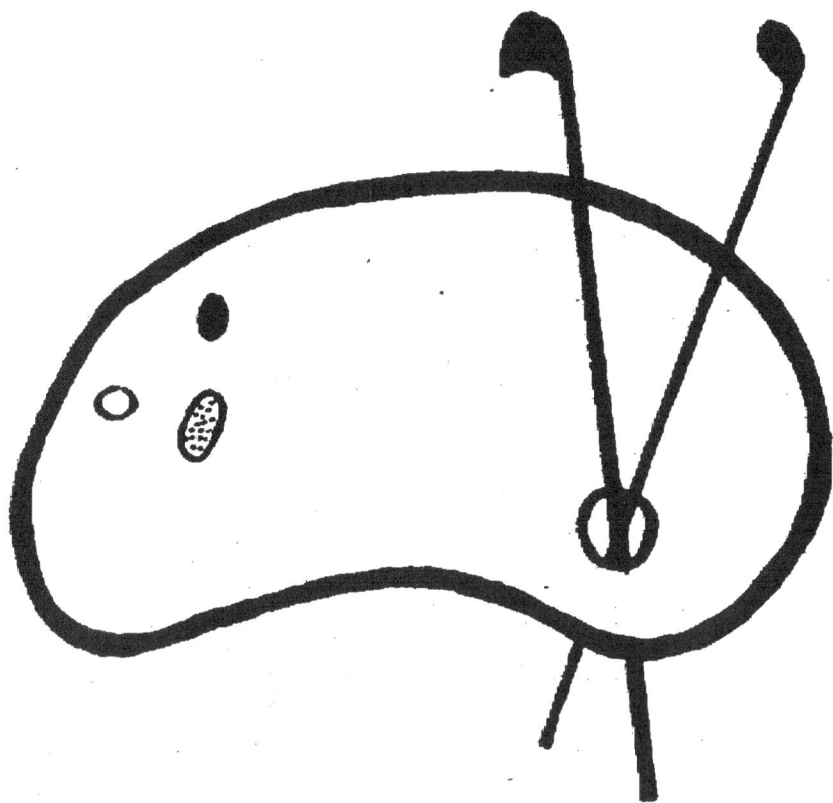

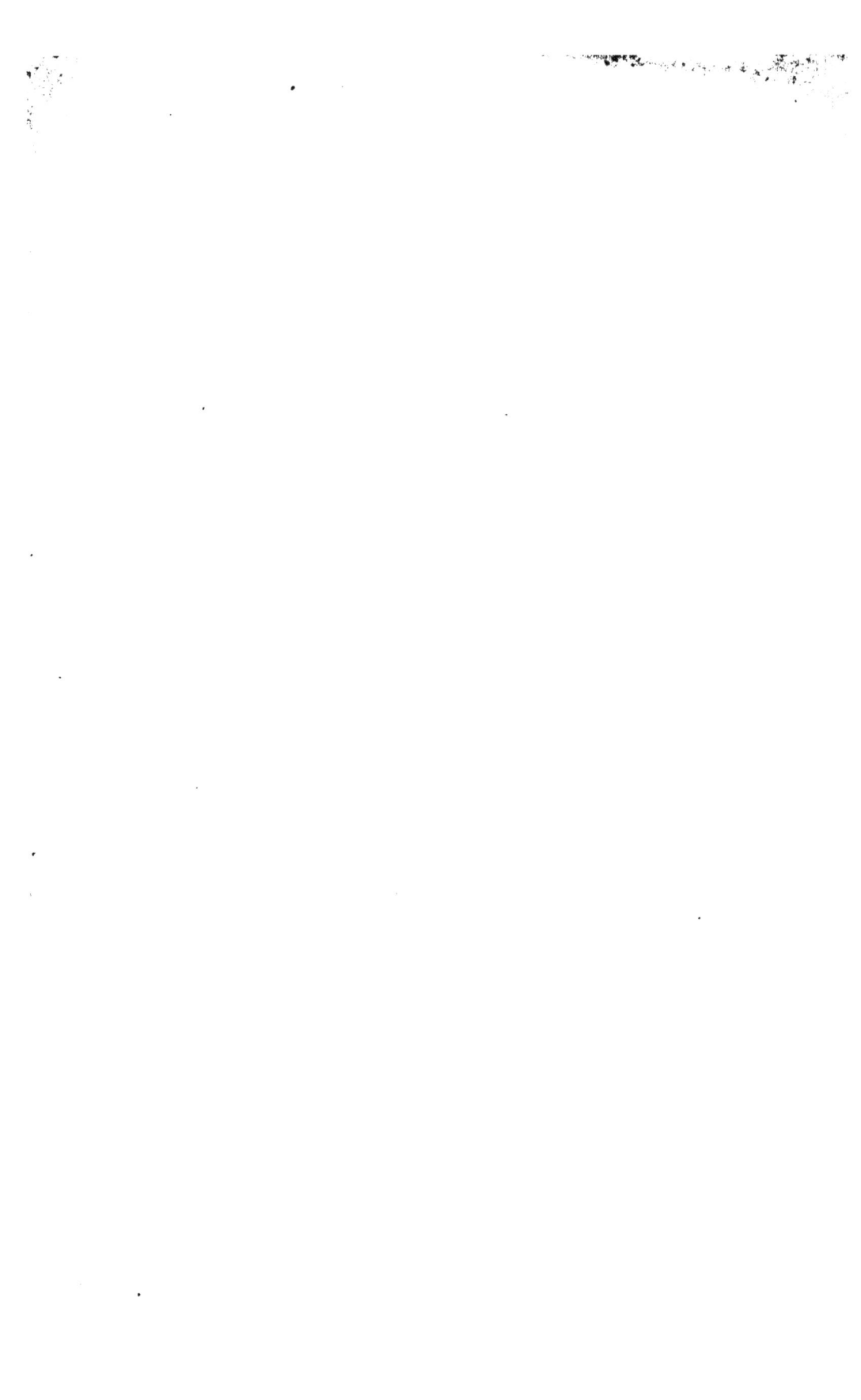

www.ingramcontent.com/pod-product-compliance
Lightning Source LLC
Chambersburg PA
CBHW062027200326
41519CB00017B/4960